AF308819

MÉDIUMNITÉ DÉLIRANTE

PAR

PAUL SOLLIER,
Médecin du Sanatorium de Boulogne-sur-Seine.

François BOISSIER,
Médecin adjoint du Sanatorium
de Boulogne-sur-Seine.

(Extrait des *Archives de Neurologie*, 1904, n° 103-104.)

Au moment où MM. Gilbert Ballet, Dheur et Monnier-Vinard, apportaient leurs observations à la Société médico-
psychologique, nous suivions des cas analogues dont nous
nous proposions aussi de faire l'objet d'une communication.

Sans vouloir reprendre ici la théorie physiologique du
spiritisme [1], il faut du moins en compléter le cadre pathologique. La clinique permet toujours de relever des détails
restés dans l'ombre ou de contrôler au moins les données
antérieurement acquises. Depuis les formes légères du petit
somnambulisme, ce cadre pathologique comprenait déjà tous
les degrés jusqu'aux plus amples manifestations de la grande
hystérie; mais il faut en élargir les limites et les étendre
du champ de la névrose à celui de la vésanie délirante.

L'occultisme sous toutes ses formes est de nos jours plus
en faveur que jamais au détriment de la santé morale de
ceux qui s'y adonnent avec quelque conviction; aussi
l'hygiène elle-même doit-elle tirer profit des acquisitions de
cette pathologie spéciale. Celle-ci devrait mettre à contribu-
tion l'étude exacte des médiums les plus célèbres et l'expli-

[1] Réservant aussi cette question, MM. Ballet et Dheur renvoient le lec-
teur aux chapitres spéciaux de MM. Ch. Richet, Myers et P. Janet, auxquels s'est ajouté depuis M. Grasset dans le *Spiritisme devant la
Science*.

cation rationnelle et critique de leurs exploits. M. Flournoy
a donné le modèle du genre dans *Des Indes à la Planète
Mars* suivi de *Nouvelles observations sur un cas de somnambulisme avec glossolalie*. Malgré l'apparence étrange-
ment mystérieuse et déconcertante des phénomènes présen-
tés par M^llo Smith, l'auteur est toujours parvenu à en surprendre le point de départ, à en dépister la genèse intime et
le mécanisme naturel, même quand il a dû, pour y réussir,
avoir recours à l'expertise des philologues. S'il a pu ainsi
démontrer l'appareil compliqué des facultés dites supranor-
males de son curieux sujet et en cataloguer les éléments
maladifs, combien serait-il plus facile d'établir le bilan
pathogénique des médiums plus modestes qui se rencontrent
presque partout. La supercherie que l'on reproche si souvent
à ces derniers est elle-même symptomatique, déduction faite
des jongleries de quelques professionnels. Ainsi faudrait-il
éventer le plus possible ces *trucs* inconscients et parfois si
puérils dont les auteurs eux-mêmes sont les premières
dupes, comme l'a très heureusement entrepris M. P. Janet à
la Société de psychologie en 1902 à propos d'un cas de *Phénomènes d'apport*.

Au bénéfice de la même prophylaxie il y aurait lieu de
divulguer les accidents causés par la fréquentation des
séances de spiritisme. Charcot, Forel, Vigouroux, Henne-
berg, Donath et Goscheit en ont publié des exemples dans
lesquels il s'agit de personnes, surtout des jeunes filles,
antérieurement saines, devenues hystéro-épileptiques à la
suite de leur participation à des scènes d'évocation d'esprits.
C'est la conséquence forcée de ces pratiques qui constituent
un dressage intensif de l'automatisme, un entraînement
méthodique au dédoublement et à la désagrégation de la
personnalité. Ici elles font éclore ou aggravent la névrose,
ailleurs elles réveillent et systématisent un tendance à la
vésanie qu'une vie régulière et bien dirigée aurait réduite
au silence ou à de favorables proportions. Tels sont les dangers à faire connaître à ceux même, qui, sans autre conviction, ne voient dans ces opérations qu'un innocent jeu de
société.

Pour en revenir aux rapports du spiritisme avec les troubles mentaux, dans la voie ouverte à la Société médico-psychologique en avril 1903, il serait utile de rechercher les cas

de délire à forme médianimique et les cas d'aliénation survenant chez les médiums pour voir s'il n'y a pas dans ces faits un aspect particulier de ce que Flournoy appelle « le tempérament médiumnique » ? Quoi qu'il en soit, il semble pour l'instant, que ces troubles mentaux se présentent sous trois modalités différentes :

1° Le délire vésanique revêt la forme médianimique, il constitue sous cette forme toute la maladie dont les éléments symptomatiques sont représentés par ceux de la médiumnité elle-même. A quelque groupe nosologique que se rattache cette maladie mentale, elle se renferme dans les limites de ce délire, débutant et finissant avec lui. Dans ce cas, le trouble mental ne diffère de la médiumnité commune que par l'état d'esprit persistant et par la mauvaise influence qu'il imprime à la vie sociale du sujet en raison des actes extravagants auxquels celui-ci peut être entraîné par l'obéissance à ses hallucinations. Dans cette catégorie peuvent se placer le malade de MM. Ballet et Dheur et notre première malade.

2° Le délire médianimique n'est que le début, la première étape plus ou moins courte d'une psychose grave qui dans la suite revêtira une forme différente. Il peut être soit un épisode dans l'évolution d'une vésanie, soit une phase transitoire entre un état névropatique prodromique et une maladie mentale confirmée ; ce dont notre second malade serait un exemple.

3° Un délire vésanique de forme quelconque peut venir compliquer un cas de médiumnité ordinaire durant depuis un temps plus ou moins long. Ce délire marque alors un progrès nouveau accompli pour la désorganisation psychique du sujet. Il peut même constituer le mode de terminaison naturelle de certaines médiumnités. Cela pourrait être le cas du malade de MM. Ballet et Monnier-Vinard, comme ce fut celui de plus d'une célébrité du spiritisme [1].

Il est d'ailleurs curieux de constater que le délire de médiumnité peut naître spontanément, ou si l'on préfère, que les éléments d'un délire peuvent revêtir d'eux-mêmes la forme médianimique sans initiation spéciale et surtout sans

[1] Home et ceux que cite sans les nommer Allan Kardec dans le livre des médiums, p. 310.

4 CLINIQUE MENTALE.

entraînement spirite préalable du sujet. Une seule séance de
table tournante suffit pour mettre le malade de MM. Ballet
et Dheur sur la voie rapidement parcourue dans la suite de
la désagrégation mentale. Notre première malade n'avait jamais pris part à aucune pratique spirite avant l'éclosion de
son délire, elle n'en a pas moins appliqué à tous ses phénomènes hallucinatoires le mécanisme des divers modes de
communication avec « l'au-delà » qui constituent le rituel
classique du spiritisme.

OBSERVATION. 1. — *Phénomènes hallucinatoires verbaux, psychomo-
teurs, typtologiques et graphomoteurs. Spécialités médianénémi-
ques diverses. Tables tournantes, typtolologie mentale intérieure,
messages écrits et parlés, dessins, révélations inspirées, adoption d'un esprit téléologique. Apostolat et mission morale réformatrice. Tendances mystiques avec érotisme, théomanie raisonnante.*

L'histoire de la malade peut se diviser en deux phases principales : l'une comprenant la période antérieure à son entrée en
traitement et son premier séjour au sanatorium de Boulogne ;
l'autre correspondant au temps écoulé après sa sortie et à son
second séjour dans l'établissement. Elaboré dans la première
phase le système délirant s'est développé et précisé dans la seconde
pour s'atténuer dans la suite.

1º PHASE. — *Rêverie et distraction.* — Mᵐᵉ Cam... Schtein (nom
que nous lui supposerons pour la commodité de l'exposition), est
âgée de trente-six ans, son intelligence générale paraît brillante au
premier abord quoique plutôt médiocre en réalité. Sa famille
appartient à l'orthodoxie israélite, la religion n'a cependant
occupé qu'une place minime, négligeable même dans son éduca-
tion. Son enfance se serait passée grise et peu caressée auprès d'un
père aimant le faste et le luxe, nerveux, qu'elle a à peine connu ;
de sœurs plus âgées qu'elle, mariées longtemps avant elle et d'une
mère au caractère sec avec qui elle ne sympathisait pas. Le naturel terne et positif de cet entourage choquait ses aspirations vers
un idéal encore vague. Pour échapper à cette ambiance qu'elle
jugeait indigne d'elle, Cam... prenait l'habitude de se bercer dans
des romans éthérés dont elle était naturellement le principal personnage. Absorbée dans ces lointaines rêveries elle préparait son
cerveau graduellement au travail automatique et aux fantaisies
délirantes qui caractérisent son état physique actuel. Sa pensée
était toujours absente, elle était selon sa propre expression « folle-
ment distraite » ce dont on la plaisantait en disant : « Mademoi-
selle Cam... est sortie ».

A cette époque de sa vie elle entendit parler de spiritisme
par un sien oncle, adepte convaincu. Ces propos l'intéressèrent,
mais elle n'assista jamais à aucune séance, son oncle mourut et
elle ne revint pas de longtemps sur ce sujet.

Toujours lasse de son milieu et toujours plus sentimentale,
Cam... crut réaliser ces rêves en acceptant un mari qu'elle revêtait
d'avance de tous les attributs poétiques et chevaleresque qu'elle
désirait lui voir. Mais plus occupé de ses affaires que d'idéal,
celui-ci lui parut bientôt lamentablement terre à terre. Elle se
trouva la plus incomprise, la plus isolée, la plus malheureuse des
créatures ! Elle prit une grande pitié pour elle-même. Roulant ses
déceptions dans sa pensée, elle commença à orienter ses interminables
méditations vers l'espoir d'un monde meilleur dans une vie
future et s'abîma dans des préoccupations d'ordre métaphysique.
Associant à sa propre souffrance celle de l'humanité, elle donna
aussi une couleur philanthropique aux songes dans lesquels elle
se réfugiait à la fois contre de vifs besoins sexuels insuffisamment
satisfaits et contre la « vulgarité d'un époux incapable, croyait-
elle, de partager l'élévation de son âme et de sa tendresse. »
Elle songea à la religion qu'elle connaissait mal et essaya de prier.

Premières hallucinations. Audition d'esprits. — Ainsi confinée
en elle-même, au plus fort de son amertume, Cam... commença à
entendre « une voix très douce qui partait de sa poitrine » vers le
creux épigastrique. Elle l'entendit pour la première fois un jour
qu'elle était restée toute troublée après une altercation avec son
mari. C'était une voix très tendrement encourageante, qui lui
promettait des compensations et des satisfactions dans la suite des
temps. « J'ai tout de suite senti, dit-elle, que ce n'était pas la voix
de ma conscience, c'était bien quelque chose de tout à fait étran-
ger à moi ». Plus les rapports du ménage devenaient difficiles,
plus la voix devenait pressante et nette ; mais Cam... ne savait
à qui l'attribuer, quand un nouveau sujet de rancœur lui vint.

M. Schtein, névropathe lui aussi, surmené par des soucis de
négoce et très déprimé, dut se condamner à une continence abso-
lue, ce qui accrut violemment les griefs de la malade toujours
tourmentée par les exigences de ses sens. La voix plus affectueuse
encore lui devint précieuse. Une saison à Royat mit alors Cam...
en relations avec une dame qui avait fait tourner des tables et qui
l'entretint de ce sujet. L'envie la prit aussitôt d'essayer toute seule
de ce passe-temps ; un guéridon épela sous sa main le nom de son
père. « Elle avait, dit-elle, toujours cru à l'occultisme » sa conviction se fortifia de cet événement, qui lui donna fort à penser sur
l'origine de sa voix, sans qu'elle la reconnût pourtant comme celle
de son père et qui eut une grande influence sur la marche de ses
phénomènes dans la suite.

Au printemps 1901, l'état nerveux du ménage était précaire, celui de M. Schtein surtout nécessita un séjour en Suisse. Cam… prodigua pour le soigner un zèle excessif, elle s'épuisa à son chevet en veilles superflues. La voix de l'esprit familier l'y suivit, elle la recherchait d'ailleurs ; la voix louait son abnégation en faveur d'un homme si peu méritant et approuvait les méditations d'ordre humanitaire et philosophique encore planes mais tenaces qui l'occupaient. Cam… commençait déjà à noter « un recueil de ses pensées », c'étaient des aphorismes sur la morale de l'amour et des sentiments en général ; elle songeait aussi à la possibilité d'améliorer la vie en luttant contre l'égoïsme et la méchanceté des hommes par la « fondation d'une religion basée sur la bonté », elle pensait à cela sans exaltation, seulement en femme qui a d'elle-même une haute opinion.

Confirmation du médianimisme. Médiumnité parlante. — L'occasion se présenta à Cam… de révéler à son mari l'existence de cette voix dont elle n'avait jamais rien osé dire à personne ; celui-ci n'hésita pas à lui donner l'assurance que c'était bien réellement un esprit. Tandis qu'il allait s'améliorant, sa femme, au contraire, déclinait, elle fut prise de fatigue douloureuse avec insomnie, agitation, chaleur à la tête, angoisse et rêvasseries. Elle dut s'aliter. M. Schtein veilla à son tour sur elle. Un soir elle se leva en toilette de nuit, se dressa solennellement devant lui et le fit mettre à genoux. Elle lui imposa les mains et lui annonça qu'elle sentait que la voix allait parler. En effet, sans qu'elle sût d'avance ce qu'elle allait dire, « la voix parla par sa bouche à elle ». Ce fut une diatribe assez longue contre le pauvre homme qui fut accablé de reproches : « Je t'ai, dit la voix, donné cette femme si pure et si bonne, et tu n'as pus su lui donner le bonheur, tu ne l'as jamais comprise, tu n'es qu'une brute, c'est une mésalliance pour elle, etc. ». Bref ce fut l'écho de toutes les récriminations que la malade elle-même ruminait contre lui intérieurement. M. Schtein écouta religieusement, déjà certain de l'essence supranormale de la voix, en qui cette fois, à certains détails, il reconnut formellement celle de sa mère à lui, morte depuis quelques années. Ce fut un nouveau trait de lumière pour Cam…, elle avait connu sa belle-mère quelques mois seulement, mais elle l'admirait beaucoup et gardait d'elle une grande impression.

Adoption d'un esprit téléologique. — La malade était donc fixée enfin sur l'identité de son consolateur. Ce guide tutélaire qui prenait si bien sa défense était l'esprit de sa belle-mère. Dans l'état d'éréthisme nerveux où elle était, elle la sentait toujours présente, il lui suffisait de la désirer pour l'évoquer. Elle le faisait d'ailleurs à chaque instant à l'instigation même de son mari, qui lui reprochait à l'occasion de manquer de foi, s'il croyait surprendre quelque tiédeur dans sa conviction, et qui se plaisait à consulter aussi l'esprit de sa mère. Cette hallucination était calmante, modératrice, appaisante, elle se manifestait dans les mauvais moments auxquels ses promesses semblaient apporter un baume, elle était de bon conseil et recommandait la femme à l'affection du mari. Elle constitua le premier personnage téléologique auquel un autre esprit-guide s'ajoutera bientôt, sans cependant que la belle-mère passée au second plan disparaisse jamais tout à fait.

Vision.— L'état nerveux de Cam... s'aggrava encore, elle devint plus agitée, plus absorbée ; un soir, elle sentit un trouble plus profond et vit une grande lumière se faire devant elle. Dans cette lueur Dieu lui apparut très nettement entouré de divers personnages d'essence divine qui semblaient réunis en conseil. Dieu lui adressa la parole en un langage amical et lui dit qu'il s'appellerait pour elle *Rarahu*. A ce moment elle sentit s'accentuer un sentiment de défaillance, il lui sembla que sa vie s'en allait ; qu'elle s'éteignait complètement dans un immense désir de mourir, mais Rarahu lui ordonna de vivre, il lui déclara qu'il pouvait l'emmener avec lui dans l'Olympe, mais qu'il voulait la laisser sur la terre pour y accomplir sa mission en propageant la charité et la bonté ». L'apparition s'évanouit, la malade éprouva alors la sensation d'une « violente déchirure dans le front ». Ce fut si douloureux qu'elle craignit pendant plusieurs jours d'avoir une lésion au cerveau. Elle demeura quelque temps abattue, et n'eut jamais d'autres hallucinations de la vue. mais la voix de Rarahu persista, tendant à se produire plus spontanément que celle de la belle-mère qui était pourtant souvent évoquée, le mari aidant. Quelques autres voix s'étaient manifestees à la suite de la vision mais elles avaient vite disparu ; d'ailleurs une amélioration générale se dessinait, les deux voix principales elles-mêmes devenaient plus discrètes. Il fallut bientôt un appel recueilli pour les avoir. Le calme augmenta de jour en jour. L'ensemble de ces accidents aigus et de leur convalescence avait duré quarante jours, le ménage Schtein revint à Paris et Cam... demanda pour achever sa guérison à entrer au sanatorium où elle arriva le 2 juillet 1901.

Amélioration et dissimulation des phénomènes délirants. Ambitions philanthropiques et littéraires. Préoccupations érotiques. — A ce moment là, Cam... se présente comme une malade en pleine dépression neurasthénique avec angoisse et malaise nerveux, sans que rien puisse faire supposer autre chose chez elle. Elle dissimule en effet avec une persévérance et un succès complets tout ce qui reste de son délire et tout ce qui l'a constitué jusqu'alors. Elle a de la céphalée, des crises de larmes, une fatigue précoce et douloureuse au moindre effort, des troubles vasomoteurs, de la tachycardie, de l'insomnie et un éréthisme génital qui la gêne beaucoup. Elle est triste et découragée. L'isolement, le repos au lit avec l'appui d'un traitement moral soutenu la relèvent peu à peu, cette amélioration se fait par oscillations successives. Elle parle abondamment de ses projets d'avenir et se laisse aller librement aux fantaisies de son imagination dont l'amour et la piété constituent les matériaux. Elle voudrait trouver un homme qui sût l'aimer selon ses sentiments à elle, mais cet amour terrestre l'effraie car elle ne peut pas le concilier avec « la pureté » qui doit rester son apanage et qui est la condition de sa mission. D'autre part, grâce à l'instabilité psychasthénique de sa mémoire, l'image mentale de son mari s'est effacée, elle la reconstitue conforme à ses rêves, elle lui écrit pour le dresser selon son modèle. Mais les réponses ont beau être empreintes de toute la tendresse exigée, la seule vue de l'écriture de M. Schtein comme ses premières visites suffisent à ramener tous les malaises momentanément, les indécisions recommencent entre l'amour et la pureté sacrée. Les choses s'arrangent enfin, les visites du mari sont bien supportées et même désirées. Les perplexités érotiques font place à de longues dissertations sur l'amour. Cam... espère se créer une existence de tendresse amoureuse au sein d'un milieu littéraire qu'elle veut grouper autour d'elle, tout en exerçant son prosélytisme religieux. Elle a repris le manuscrit déjà assez touffu de ses pensées et elle y ajoute de nouvelles maximes. Elle n'aime pas qu'on traite de simple passe-temps cette occupation, elle a la prétention de faire ainsi une œuvre importante dont le public devra s'émouvoir et qui lui fera une place dans les belles-lettres.

Elle discute la valeur des religions, repousse le judaïsme qui ne répond plus aux élans charitables et mystiques de son âme, elle veut même améliorer le christianisme. Elle jette sur le papier les premières bases de la religion de la bonté, elle en compose un article qu'elle voudrait faire insérer plus tard dans un grand journal quotidien. Elle est très préoccupée de sa beauté qu'elle suppose très imposante ; elle drape sa robe, met une fleur dans ses cheveux, prend avec les autres malades une attitude pleine de dignité grave, un peu hautaine même, mais courtoise. Seule dans sa chambre elle lit des romans et prie longuement. Sauf quelques inégalités de caractère assez légères, elle fait l'impression d'une personne tout à fait normale et reprend peu à peu la vie ordinaire. Elle se prépare à quitter le sanatorium au mois de septembre. Pendant ces deux mois Cam... n'a jamais parlé à qui que ce soit de ses communications avec des esprits dont nous n'étions encore nullement avertis. Une ou deux fois seulement au cours de nos causeries, elle avait demandé si nous ne savions rien de l'existence de « consciences parlantes » et si la conscience au sens religieux du mot ne pouvait revêtir la forme concrète d'une voix. Soupçonnant l'éventualité de quelque hallucination, nous avions alors cherché, mais en vain, à provoquer des aveux dans ce sens. Elle disait qu'elle posait simplement cette question pour s'instruire, ce qui paraissait plus que vraisemblable, étant donnée l'allure toujours transcendantale de ses sujets de conversation habituels. En parlant de son séjour en Suisse, elle mentionnait souvent l'état nerveux grave pendant lequel elle disait avoir eu du délire et beaucoup souffert et qu'elle appelait *sa fièvre cérébrale*. C'est bien plus tard seulement et par le récit qu'elle nous en fit que nous avons appris ce qui s'était passé en réalité dans cette période, et su qu'elle avait encore au sanatorium entendu spontanément d'abord, puis évoqué en cachette sa belle-mère et Rarahu.

En somme, pendant cette première phase, elle avait sans influence extérieure spéciale évolué vers une religiosité extrême et fait ses premiers pas sans initiation véritable dans le spiritisme actif ; elle a fait parler des tables comme médium typteur ; elle a été médium auditif, parlant et voyant. Comme tous les médiums, comme Home, comme Mlles Smith entre autres, elle s'impose un apostolat moralisateur et bienfaisant ; comme eux, elle a ses esprits-guides et protecteurs : sa belle-mère et Rarahu, qui bientôt s'appellera *Deus*. Mais retenons pour l'instant ce nom de *Rarahu*. Rappelons-nous que le mysticisme de Cam... est, selon la règle, fortement empreint d'érotisme à tendance lascive et tendre. Or l'esprit de Rarahu lui a déjà « promis de devenir son amant céleste » sa voix est caressante à l'extrême, elle sent qu'elle le chérit passionnément.

N'est-il pas naturel qu'il ait pris « pour s'adresser à elle seule », il l'a dit, le nom du personnage le plus suave d'une amoureuse et charmante idylle du roman contemporain, du *Mariage de Loti*? Cam... est pourtant sincèrement convaincue qu'elle n'a jamais entendu ni lu ce nom antérieurement. Mais nous savons qu'elle a lu les œuvres de Loti ; ce mot est resté déposé, avec bien d'autres matériaux analogues, dans le domaine des souvenirs subsconscients où sa mémoire de névropathe laisse tomber tant de faits et où il a servi à l'élaboration du roman subliminal que lui racontent ses hallucinations. Nous avons pu, d'ailleurs, pendant ce premier séjour constater l'acquisition de notions que plus tard nous avons retrouvées complètement oubliées par la mémoire consciente et édifiées en révélations spirites diverses dont nous pouvions ainsi reconnaître l'origine ignorée par la malade.

2º PHASE. — *Reprise des phénomènes spirites. Tables tournantes, auditions, révélations diverses.* — Arrivée dans le Sud-Ouest au commencement de septembre 1904, après quelques jours d'équilibre apparent pendant lesquels tout allait si bien qu'elle put faire venir sa fille auprès d'elle, Cam..., privée d'une direction suffisante et livrée à la crédulité complaisante de son mari se laissa peu à peu glisser sur la pente où elle devait reprendre ses diverses « spécialités médianimiques ». M. Schtein ne demandait qu'à consulter sa mère, Cam... aimait entendre celle-ci louer sa « haute pureté » et blâmer la froideur de son fils ; elle regrettait aussi la voix de Barahu et de temps en temps elle se recueillait et s'efforçait de l'évoquer pour voir s'il était encore à la portée de son appel. Si la voix ne répondait pas, elle savait que la table parlerait et elle avait des envies terribles de faire tourner son guéridon. Elle céda.

Très versée à ce moment-là dans ses idées philanthropiques, rêvant de pacification universelle, elle appelait dans le guéridon les esprits des hommes qui se sont illustrés dans cet ordre d'activité. Elle réussit même à désincarner le tsar Nicolas II qui vint dans le pied du meuble approuver les projets de Cam..., Jésus-Christ y vint aussi. Ce retour d'entraînement de l'automatisme ne tarda pas à remettre en action la « spécialité auditive » qui rendit la table moins nécessaire. M. Schtein saluait et prodiguait les marques de respect quand un esprit se manifestait. Le ménage s'isolait en de longues séances pour s'entretenir avec les personnages évoqués, Cam... se rappelant plus tard l'étrangeté de ces *à parte* en disait « nous avions l'air de deux cabanons ». Malheureusement son exaltation s'en augmenta rapidement, l'insomnie reparut, ses nuits se passaient à méditer et à enregistrer les propos des esprits, elle essayait de les écrire, mais ils étaient quelquefois dictées avec une telle vélocité que sa main n'arrivait pas à les tracer en entier ; elle appelait son mari qui s'installait à son chevet pour écouter, il écrivait lui-même sous la dictée des désincarnés. La voix de Barahu arrivait de nouveau spontanément, il était presque toujours là maintenant, se faisant l'interlocuteur principal, le guide attitré, mais il prenait son vrai nom *Deus*, dont il signait tous ses entretiens.

Révélation d'un système théologique. Révélations de mystères scientifiques. — Pendant ce nouvel intervalle d'activité cérébrale automatique, Cam... reçoit de Deus des quantités de révélations, toutes en rapport naturellement avec les tendances et l'état d'esprit actuel de la malade préoccupée de connaître « l'au-delà » de forcer l'admiration respectueuse du monde par l'élévation éthérée de sa personnalité, de le régénérer par la vulgarisation des principes de charité. Tandis que les autres esprits parlent surtout au moyen de la table, Deus plus assidu se manifeste plutôt en auditions verbales psychiques et psychomotrices ou même graphomotrices « semi-mécaniques ». Il enseigne ainsi : « Qu'il y a un Dieu pour chaque système solaire ; le nôtre est régi par *Neptune*. Neptune se manifeste quelquefois à Cam..., une voix sèche et brutale le caracterise. A un autre système solaire préside le dieu I ou *Zëus*, c'est un dieu sévère, austère et ascétique, il intime quelquefois à Chams... des injonctions dures au sujet de ses devoirs et des sacrifices qu'elle doit consentir. Au-dessus de tous les Dieux plane et domine Deus, dieu du système solaire de Céphée, le plus grand, le plus noble, le plus parfait. Son nom signifie *Idéal* car *Deus* dérive de *Ideus* qui veut dire *Idée* et idée équivaut à « *Bonté-Charité* » ; il a pris intimement pour elle seule le nom de Rarahu dont il ne se sert presque plus maintenant. Ces diverses divinités étaient celles qui entouraient le Deus pendant l'apparition en Suisse. Elles ont toutes compris les souffrances cruelles que Cam... éprouvait dans son cœur, elles ont compati au défaut d'amour vrai au besoin immense de tendresse qui la torturait. Saturne s'est offert à l'aimer, mais il exprimait son sentiment matériellement comme un homme, en lui disant que l'amour est fugace et qu'il faut saisir le moment qui passe; elle l'a accepté sans sympathie et ne l'a pas recherché. Deus au contraire l'a conquise par un charme inexprimable, il lui a tenu des propos enivrants en lui promettant d'être à jamais l'amant spirituel qui lui manque, et de lui révéler des choses surprenantes. ».

Elle écrit en effet en médium semi-mécanique des communications ou des prédictions de découvertes astronomiques, physiologiques et médicales ; son mari les admire, il croit fermement à leur origine surnaturelle et en conserve précieusement les manuscrits. C'est un fatras mal compris et mal assemblé, résultat de l'élaboration sub-consciente des lectures que nous lui avons vu faire pendant son premier séjour au sanatorium. On y retrouve des réminiscences d'Uranie de Flammarion, de divers feuilletons scientifiques de journaux politiques et de conversations avec d'autres malades. M. Schtein qui n'a pas vu ces livres ou articles entre les mains de sa femme, n'admet pas que ce soit des souvenirs non reconnus par elle, et il s'émerveille de ces facultés divinatoires. Cam... nie sincèrement avoir rien su antérieurement de tout cela, ce qui est fort naturel, car, au moment de ces acquisitions, elle était en plein état de psychasthénie et dans des conditions excellentes pour le passage de ses impressions dans la sphère subliminale avec le minimum de réceptivité de sa mémoire normale. Deus dicte littéralement.

« *Planètes.* — Elles sont habitées. Les lois de l'attraction univer-
« selle qui s'applique aux planètes ne s'applique (*sic*) pas à d'autres
« corps célestes.

« *Molécules.* — Les molécules du corps humain sont toutes dif-
« férentes les unes des autres. Chacune d'elles forme un être
« animé et ils sont tous pareils (*sic*). Les êtres animés peuvent

« être engendrés par des réactions chimiques d'une façon géné-
« rale. L'accouchement sera supprimé. Dans une réaction chi-
« mique quand une couleur se produit, elle se forme par la
« création de petits êtres infiniment petits ayant cette couleur.
« Tous les êtres animés peuvent être créés par des réactions chi-
« miques successives, ainsi naissent les spermatozoïdes ; l'amour
« physique sera supprimé... La vie existe dans tous les règnes
« de la nature, quand on sort l'écorce d'un arbre il souffre, quand
« un cristal est brisé il se clive et se régénère, il vit ; la sensibilité
« est proportionnelle à l'intelligence de chaque être. . . . . . .

« *Œil.* — Dans l'opération de la cataracte, on a actuellement
« tort d'enlever le cristallin, il suffit de couper un petit nerf qui y
« aboutit ; la substance maladive devenue opaque du cristallin
« cesse ainsi d'y arriver ; le cristallin redevient transparent. Il y a
« pour faire cette opération à construire un petit instrument —
« à établir — terminé en forme de fourche. . . . .

« *Rôle de l'iris.* — L'œil ne voit pas seulement par la réfraction
« opérée sur le rayon lumineux par le cristallin, l'iris contient
« une foule de petits éléments opérant comme des miroirs. Il y a
« un jeu de réflexion de l'iris à la cornée transparente ; un nerf
« optique s'épanouit dans cette partie, et du jeu contradictoire
« des rayons lumineux réfléchis se produit l'impression lumi-
« neuse.

« *Oreille.* — Le tympan a, à sa partie inférieure, un petit trou
« presque imperceptible, perméable à l'eau et qui joue un grand
« rôle dans l'audition. Si à la naissance de certains enfants
« entendant mal on débouchait ce trou, ou si on en perçait un
« autre à côté, ils entendraient bien. Ce trou n'est pas dans le
« champ visible à l'œil dans les conditions actuelles ; il y aura à
« composer un instrument pour le voir. Le rôle de l'oreille est
« analogue à un instrument de musique. L'oreille a une partie
« insensible dans le lobe (vers l'extérieur de l'oreille). Cela est dû
« à ce que dans cette partie il n'y a pas de mélange de nerfs et
« des muscles ; le nerf cesse là. Il y a plusieurs parties du corps
« où se produit ce même phénomène. Dans la paume de la main
« cette même disposition existe et c'est ainsi que sous Louis XIV
« certaines personnes se faisaient percer la paume de la main et
« ne souffraient pas au diaphragme, l'insensibilité est presque com-
« plète en certains points, etc. . . . . »
Une quantité de confidences de cette espèce lui sont faites par
Deus. Il lui donne, entre autres, par psychographie le moyen
d'établir *un télescope à un millimètre près* et lui en expose la dispo-
sion des lentilles. Elle en reparle souvent en le désignant du nom
de « mon télescope ». Le mari admire toujours.

Mysticisme. Mission Kamienne. Erotisme. — Dans ses entretiens avec les esprits, il est souvent question aussi de ses souffrances toujours les mêmes. L'esprit de Jésus-Christ lui cite son propre exemple et l'exhorte à les supporter, il l'assure que ces tortures sont purificatrices et la préparent à son apostolat. Elle pense en effet plus que jamais à répandre sa nouvelle religion. Son oncle l'ancien spirite, l'y encourage par le pied de la table. Deus par un message graphomoteur lui prescrit de désigner cette religion par son prénom en prenant seulement la première syllabe, ce sera la *religion Kamienne*. Deus l'écrit par un K, c'est plus solennel que le simple C de son nom. Elle sera donc l'initiatrice du *Kamia-nisme*. Les Kamiens seront pris dans toutes les confessions épurées pour la circonstance de tous les dogmes qui ne concourent pas à la seule bonté. Pendant le mois d'octobre Cam... s'exalte beaucoup en en parlant. Très peu d'hommes actuellement adultes seront dignes de devenir de vrais Kamiens, ils sont trop brutaux et trop égoïstes, seuls les enfants que l'on va pouvoir élever selon les principes de la charité intégrale deviendront les vrais fidèles. La malade se recueille et prie longuement, elle recherche les gens pieux qui peuvent l'entourer et exhale des malédictions contre les juifs et les protestants qui ne comprendront pas sa religion. Elle tient des propos édifiants à une dame et à une jeune fille dévotes et se sent poussée à leur dire « qu'elle a Dieu en elle » et que Jésus lui parle, mais elle n'ose pas; elle consulte Deus en elle-même pour savoir ce qu'elle doit faire. C'est le Dieu ascétique qui répond très courroucé : « Tu dois le dire, dis-le ». Elle raconte alors ce qui lui arrive à ces deux personnes qui s'extasient et lui affirment qu'elle est en état de grâce, qu'elle devrait se faire baptiser. Un prêtre dont elle aime la conversation lui donne le même conseil et lui propose ses bons offices à cet effet. Elle sort très peu et lit beaucoup. Un jour qu'elle se repose avec plusieurs personnes devant l'hôtel où elle loge, un garçon éconduit un vagabond quémandeur, elle s'indigne, rappelle le mendiant, lui fait l'aumône et fait à l'assistance l'apologie de la bonté.

Toute cette exaltation n'allait pas sans. augmentation des malaises nerveux, l'éréthisme génital redevenait particulièrement lancinant. Cam... reprenait son mari en grippe, elle lui reprochait d'être indifférent, impuissant même. Elle se plaignait de mourir d'amour inassouvi. Sa femme de chambre la surprit un jour sur son lit, elle était nue et se livrant à l'onanisme ; elle gémissait, elle disait en pleurant « qu'elle succombait, que la continence la tuait, qu'elle devait être hystérique et qu'on ne la soignait pas, qu'elle avait peur d'avoir une maladie de la matrice. »

Elle dut s'aliter encore, on fit venir sa belle-sœur de Paris pour la soigner. Mais à l'arrivée de cette parente et avant de l'avoir vue, Cam... prétendit qu'elle avait vu la nuit *par clairvoyance télépathique* une lettre que celle-ci écrivait à M. Schtein, cette lettre était défavorable à la malade et la dénigrait auprès de son mari. Deus s'en mêlait et lui disait : « Chasse ta belle-sœur, elle plaint ton mari, elle écrit que tu n'es pas pure ! » et elle mit la belle-sœur à la porte de sa chambre. La nuit suivante elle divagua et délira tout haut, mais elle ne se rappelle pas avoir eu aucune vision, elle eut encore comme en Suisse et comme à chacun de ses paroxysmes le sentiment de quitter la terre, de sortir de la vie « dans une agonie très douce ». En même temps elle entendait la voix caressante de Deus qui l'appelait et voulait l'emmener dans les régions célestes, elle aurait voulu se laisser aller mais le Dieu ascétique lui rappelait la mission Kamienne qui exigeait qu'elle vécut. Un jour pourtant elle crut devoir faire son testament.

M. Schtein parti, elle commença à aller mieux, elle accepta les soins de sa belle-sœur. On profita d'une sérieuse amélioration pour la ramener à Paris et elle entra de nouveau au sanatorium le 31 octobre 1901.

SECOND SÉJOUR. — *Etat physique.* — A ce moment Cam... est amaigrie, son teint est mat, pâle, un peu jaune, les traits sont tirés. Elle garde dans son lit une attitude hiératique, les cheveux étalés soigneusement sur son oreiller, les yeux brillants, l'air inspiré, le ton prédicant, elle incarne son rôle d'apôtre. Elle est constamment en communication avec les esprits, et met autant d'insistance à nous faire part de ces phénomènes, qu'elle avait mis de soin à nous les cacher la première fois. Son état physique est mauvais, elle ne dort pas, l'appétit est nul, elle alterne entre la prostration et l'excitation avec angoisse et pleurs. Une contrariété légère, une lettre, une visite, ou même la représentation exacte de son mari en pensée seulement augmentent ce malaise nerveux. Elle éprouve alors une céphalée frontale pénible, avec serrement dans la poitrine, chaleur et sécheresse de la peau, pouls contracté, tachicardie, troubles vasomoteurs, bouffées congestives avec picottement au visage surtout aux joues ; douleurs dans les jambes « comme si un fluide acre envahissait les muscles, fourmillements dans les mains, excitation sexuelle avec contractions saccadées de la vulve et quelquefois spasme vénérien spontané jusqu'à neuf fois dans la nuit. Cet inconvénient lui est particulièrement pénible et elle demande du bromure de camphre pour y remédier. Détail à noter, chaque contrariété est suivie de coliques avec diarrhée. Il suffit qu'elle pense à son mari pour éprouver de vives douleurs dans les jambes, correspondant à une douleur pareille dans les joues. Si on lui frotte les jambes dans ces circonstances, elle a aussitôt mal aux joues, et d'autant plus fort que la friction des jambes est plus énergique. Elle sent mal ses membres quand elle ne les voit pas. Ils lui font quelquefois l'impression d'avoir changé de volume. La sensibilité cutanée est diminuée par places, cette hypoesthésie est irrégulièrement distribuée et varie souvent. Le sens stéréognostique est très altéré. L'automatisme bat son plein sous toutes ses formes. La mémoire des faits actuels est fugace, le souvenir des phénomènes hallucinatoires éprouvés dans des périodes semblables est au contraire très net.

L'ensemble du malaise, même les douleurs des membres, s'amende facilement quand on tient à la malade des propos consolateurs et fermement encourageants, elle est d'ailleurs très accessible à tout traitement moral efficacement dirigé. Dans ces mauvais intervalles les paroxysmes sont généralement marqués par la présence de ce qu'elle appele *ses voix stridentes*, des voix de mauvais esprits, elles durent heureusement peu et s'effacent dès que l'anxiété diminue. Toutes les autres voix viennent aussi l'obséder à la fois, elle prévoit leur arrivée, elle les sent « qui font pression » dans sa tête avant d'éclater. Elle s'efforce de les chasser et la lutte est pénible. La fin du malaise et le prélude d'un calme au moins relatif sont marqués par le retour de la voix tutélaire de Deus ou par celle de la belle-mère qui reprennent peu à peu le dessus. Aussi sont-elles, surtout celle de Deus, appelées avec une ardente ferveur. Dans ces périodes de grande activité symptomatique, les voix inconnues, passagères et les « voix stridentes » revêtent la forme d'hallucinations auditives ordinaires, les voix familières conservent plutôt leur caractère psychique ou psychomoteur ; en aucun cas elles ne proviennent du dehors, d'un point quelconque de l'espace extérieur. C'est dans la tête ou dans la poitrine qu'elles se font entendre. L'obsession des voix diminue progressivement avec la production de l'affaissement. Aux heures tranquilles, elles sont presque difficiles à obtenir volontairement, il faut un certain effort de concentration cérébrale, le secours de la table est dans ce cas même quelquefois nécessaire.

Dessins médianimiques et messages psychographiques mécaniques et semi-mécaniques. — Au commencement de novembre 1901, après quelques jours de traitement et de repos complet, les grands malaises étaient suffisamment amendés, mais l'automatisme persistait. Cam... a une envie pressante de prendre un guéridon pour causer avec ses esprits, mais elle est maintenue au lit et sait qu'on ne lui permet pas cette pratique. C'est avec son crayon qui ne la quitte pas qu'elle s'entretient avec l'au-delà, en écrivant et en dessinant. Elle a déjà dans le midi, au mois d'octobre, obtenu un dessin médianimique accompagné d'un message. Ce graphique est constitué par un point noir, arrondi, très appuyé, duquel partent au hasard, de gauche à droite, des lignes sinueuses dont l'une, au milieu des autres, figure grossièrement un profil de tête d'homme. Elle l'a tracé les yeux fermés, machinalement, sans diriger sa main elle-même, son poignet marchait tout seul ; après l'avoir vu, elle a écrit sous la dictée psychomotrice, en message semi-mécanique et sur la même feuille, ce que ces traits représentaient. C'est Deus lui-même son divin guide. Elle ne veut pas se séparer de ce dessin, elle le conserve sur elle comme un précieux talisman, mais elle nous a permis d'en prendre un

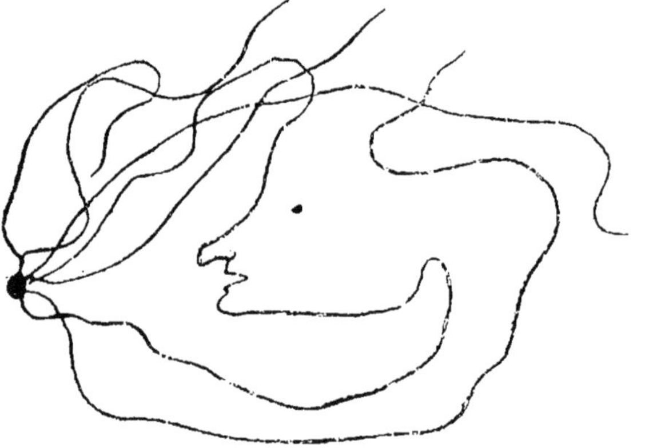

Fig. 1. — Premier dessin médianimique exécuté les yeux fermés
par Cam...

calque (*fig.* 1). Elle vit maintenant le crayon à la main et au milieu des conversations de tout ordre que nous avons avec elle, Cam... s'interrompt souvent, sa main exige qu'elle exécute des graphiques du même genre, presque tous accompagnés ou suivis d'une explication écrite. Ces figures et messages sont en rapport avec ses méditations sur les problèmes théologiques, astronomiques et mystiques. Ce sont des représentations hyéroglyphiques et vagues de divinités et de constellations encore inconnues des hommes, ce sont encore des révélations sur l'élévation de son origine à elle, sur l'importance de sa mission, sur l'admiration et la tendresse incomparable qu'elle inspire à son protecteur céleste.

Pour le dessin nᵒ 2 par exemple, après une conversation banale, Cam... entre en état d'inspiration, elle ferme les yeux. Son crayon s'applique sur le papier très fortement et y trace sans s'en détacher un ensemble de lignes courbes et de lignes droites; sans avoir ouvert les yeux elle ajoute des points et une barre intérieure (*fig.* 2) qui forment très imparfaitement une figure humaine. Les yeux toujours fermés, mais après avoir regardé elle écrit mécaniquement : « Dessin rare en sa netteté, figure de Dieu antique païen,

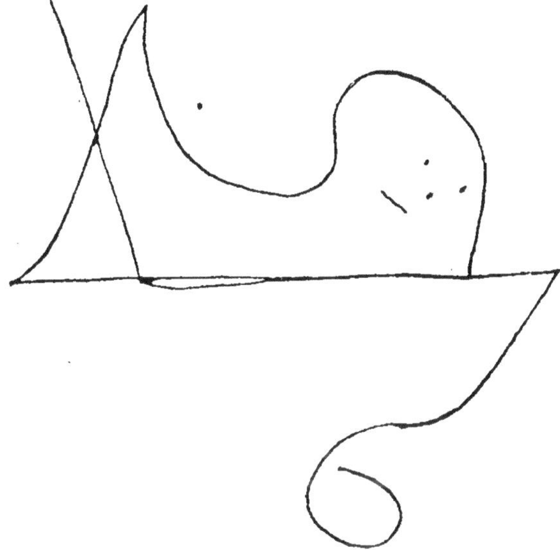

Fig. 2. — Dessin médianimique (novembre 1901).

xvᵉ siècle avant J.-C. » L'écriture de ce message est beaucoup plus régulière, plus vigoureuse, plus large et plus anguleuse que son écriture habituelle ; elle l'a tracé avec une extrême rapidité et, l'inspiration continuant, elle ferme aussitôt pour la troisième fois les yeux et écrit précipitamment sur la même feuille : « Donné et fait pour le Dᵣ Boissier par la future déesse Cam... » Elle regarde et lit. Le mot « future déesse » l'étonne ; son ambition mystique ne va pas jusqu'à admettre cette qualification comme une vérité, elle veut effacer, elle biffe future déesse, mais elle n'ose pas le supprimer et réécrit déesse.

Tous les dessins de cette époque, combinaisons de lignes, où
dominent les courbes sinueuses rehaussées de points sont exécutés
de la même manière, les points étant ajoutés les yeux fermés.
Chacun d'eux reçoit son explication sous forme de message mécaniquement écrit. Tous représentent des constellations, des symboles divins, ou des objets trouvés dans des astres. Un seul, tout
en étant constitué des mêmes éléments linéaires est interprété

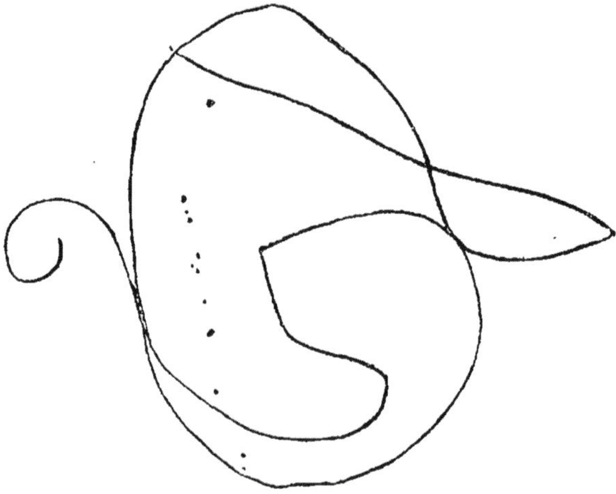

Fig. 3 *a.* — Dessin médianimique exécuté les yeux fermés.

Nous demandons ce qu'il représente :
C... attend la réponse de Dieu (Deus) qui lui dicte :
« *Un œuf de poule pondu dans de la m... e* »
C'est pour se moquer de nous que Deus a fait cette réponse triviale.

différemment. Il est inspiré et fait devant l'un de nous que la
malade considère comme sceptique et qui par conséquent est
exposé à la mauvaise humeur de Deus ou à ses sarcasmes ; aussi
l'explication est-elle la suivante : « Un œuf de poule pondu dans
de la m...de ». L'esprit est bien discourtois; un médium plus
expérimenté aurait attribué cette réponse aux esprits mystifica-
teurs, Mᵐᵉ C... M... se tirera de la même manière de ces mauvais
pas quand elle sera mieux entraînée, pour le moment. Elle
disculpe son protecteur en disant qu'il a voulu simplement se
moquer de notre incrédulité (*fig.* 3, dessin *a*). Un autre graphique
analogue (*fig.* 3, dessin *b*) se complète du message que voici :
« c'est une constellation près de Saturne, plutôt au Nord qu'au

« Sud et qu'on découvrira bientôt au moyen de ton télescope
« celui qu'elle a inventé dans le Midi), on ne la voit pas de la
« terre, elle est superbe d'éclat ». D'autres sinuosités rehaussées
de points (*fig*. 4, *a* et *b*) sont définies l'une, *a* : « constellation
d'Astor, invisible de la terre », l'autre, *b* : « épaves d'ossements
de troglodytes trouvées dans Céphée ». La même figure en *c* nous

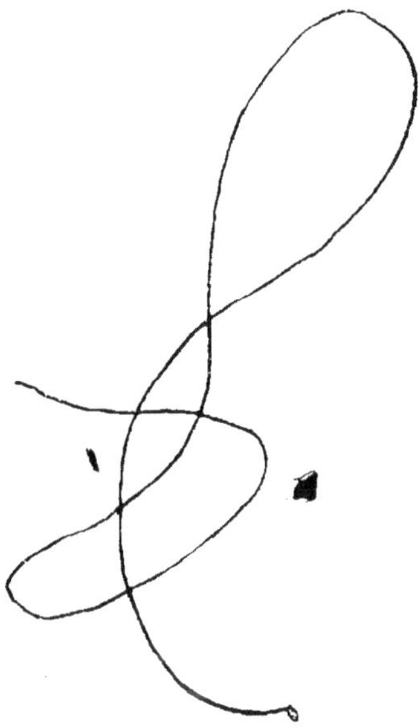

Fig. 3 *b*. — Dessin médianimique exécuté les yeux fermés, les points ont
été mis après, mais *avant d'avoir rouvert les yeux*.

« C'est, dit *Deus* à Cam, une constellation près de Saturne, plutôt au Nord qu'au
Sud et qu'on découvrira bientôt au moyen de *ton* télescope (celui qu'elle a inventé),
on ne la voit pas de la terre, elle est superbe d'éclat »

montre une élucubration plus compliquée avec cette légende
dictée en style télégraphique : « Constellation derrière Orion,
« habitants doués d'une perspicacité extraordinaire, n'ont qu'un
« sens général : l'entendement, les petits traits fins sont canaux
« inégaux filtrant l'eau au passage et reliant une étoile à l'autre
« sera découverte dans vingt ans au moins — chaque étoile est
« monde perfectionné, astronome qui le découvrira descendra
« de Leveyrier ». Plus enchevêtrée la figure 5 nous est expliquée

par quelques mots seulement : « Fouet du gardien de l'Ereb », et
une annotation ajoute : « A manche du fouet ».

La figure 6 nous ramène parmi les divinités en *a* c'est «, Boutara
« le dieu issu du soleil et de la terre et régissant le monde
« terrestre sous les ordres de Neptune. Au-dessous de sa tête sont

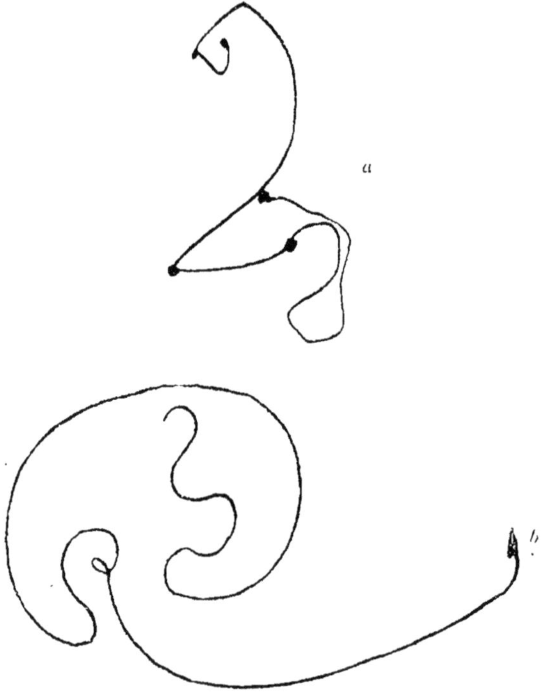

Fig. 4 a et b.

« diverses régions inexplorées de la terre dont on connaîtra par
« Cam... un jour les richesses minières multiples contre Afrique
« pays de neige — pays bleu — » Les points qui forment les yeux
et le nez ont été ajoutés, les yeux toujours clos, ainsi que la barre
de la bouche, celle-ci qui a été tracée plus lentement et plus pru-
demment est tremblée. En *b* nous trouvons un graphique du
même genre toujours des lignes droites surmontées ou entourées
de courbes mais sans addition de points, légende médianimique :

« C'est Cam... et Deus dans les bras l'un de l'autre priant Dieu le
« Père de bénir leur union ».

Un moment après avoir terminé le dessin de la figure 8, Cam...
écrit de nouveau les yeux ouverts : « Explication du dessin *b*
« donnée correctement par Deus à déesse Cam... sur le devant du
« dessin complémentaire sont indiqués nettement les contours du

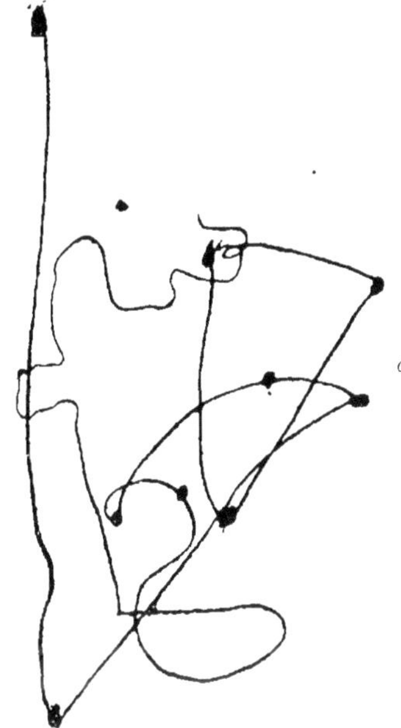

Fig. 4. — Dessins exécutés les yeux fermés ; légendes dictées par *Deus*
après avoir regardé.

« rond du haut du dessin qui implique la contexture d'un banc
« d'huitres où vont les déesses amoureuses le soir sous la voûte des
« cieux étoilés, priant Dieu le père, de leur donner des bénédic-
« tions pour la création future d'être divins, dignes de peupler les
« cieux. Deus semble prendre Cam... dans les bras sans la toucher
« pour ne pas froisser son âme pure. Le don des âmes provenant
« du respect mutuel des êtres contrairement aux idées des
« hommes qui désirent et prennent la chair, puis négligent l'âme ;
« le signe de la décadence d'un peuple provient de la direction
« donnée à la chair périssable par l'âme impérissable. Perfection-

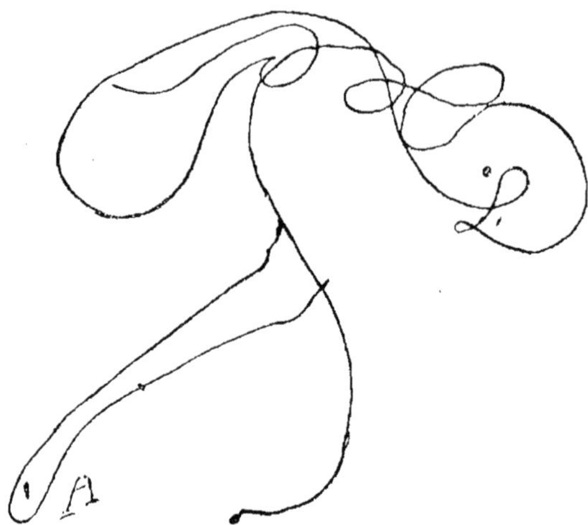

Fig. 5. — Fouet du gardien de l'Erèb.
A, manche du fouet.

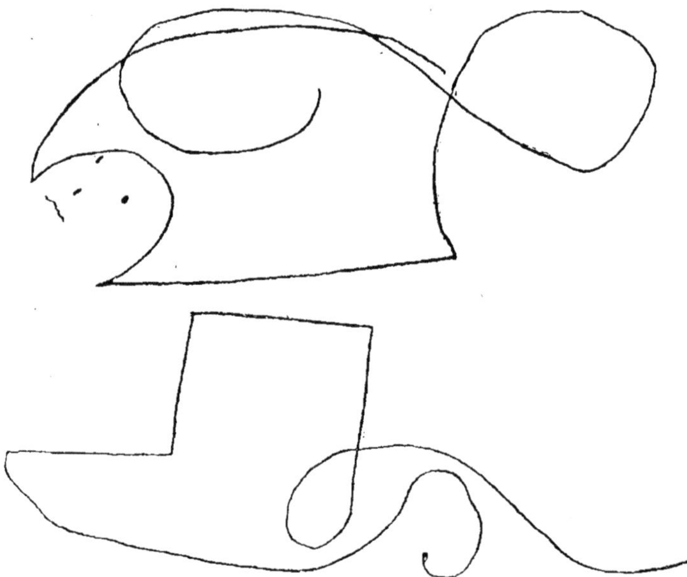

Fig. 6. — Dessins médianimiques exécutés les yeux fermés. *Deus* a dicté
les explications immédiatement après.

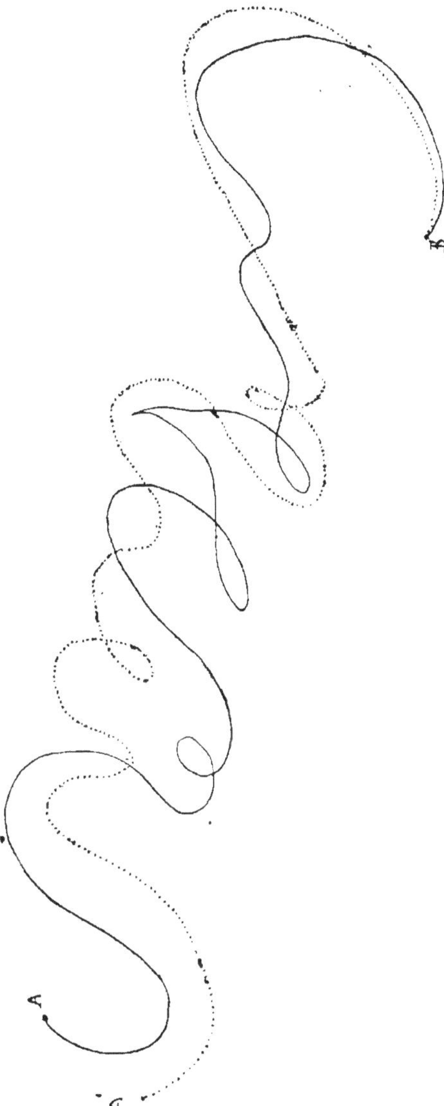

Fig. 7.

« nement dans l'amour appelé perfectionnement dans les races.
« Les hommes sont bestials (*sic*) en amour et leur planète ne se
« perfectionnera que s'ils deviennent meilleurs et prient les dieux
« de les éclairer sur ce point et sur tant d'autres ».

C'est à ce moment que fut tentée une expérience particulière.

Profitant de l'activité actuelle de l'automatisme de Cam..., l'un
de nous lui demanda de tracer, les yeux clos, une ligne longue
et repliée sur elle-même en sinuosités compliquées, et, sans
ouvrir les yeux, de revenir du point terminal de la ligne au point
initial en suivant les mêmes sinuosités. Le résultat fut obtenu
presque exactement sans la moindre difficulté. La seconde partie
de l'expérience devait avoir lieu assez longtemps après, alors que
l'automatisme serait fortement diminué. Le résultat en fut en
effet tout différent, la malade ne put jamais, les yeux fermés,
revenir sur les méandres d'une ligne qu'elle venait de tracer [1] (*fig.* 7).

Ces dessins cessèrent presque complètement de se produire
vers la seconde semaine de novembre. L'état d'esprit toujours
mystique et ambitieux n'est pourtant pas aussi mégalomane que
ces légendes et explications pourraient le faire croire, ce sont les
esprits qui parlent; Cam... cause de toute chose plus naturellement,
bien qu'elle ajoute foi à toutes ces révélations et à la réalité de
leur provenance surnaturelle. En l'absence des dessins, elle reçoit
encore des communications psychographiques telles que celle-ci :

« C'est toi, m'a dit Dieu pendant mon délire (conscient), qui
« dictera aux hommes leur future conduite; voici pourquoi :

« Ton cœur est infiniment pur, ton âme belle dans toute l'ac-
« ception du mot, car elle est dénuée de tout sot orgueil ; mieux
« qu'aucun être, tu vois que le corps, en tant qu'enveloppe de
« l'âme, est périssable, donc méprisable aux yeux de Dieu, dont
« tu seras le porte-parole devant les hommes.

« La nouveauté dans l'idée à faire vivre c'est la combinaison
« du Moi et de la Vérité — apporte à la Vérité — soit la Bonté
« par la *vraie* Charité, et fais-là connaitre aux hommes qui ne la
« pratiquent pas comme il faut, s'ils t'écoutent, tu seras auprès
« d'eux mon intermédiaire; va, fais d'abord des jeunes élèves, je
« te dicterai mes lois au fur et à mesure.

« Ecris plus encore que tu ne parles — *scripta manent.* »

Quelques jours après, elle écrit devant nous, toujours avec une
rapidité vertigineuse, cette page intitulée *Naissance* (sa naissance
à elle) :

« Delos est une déesse chargée d'envoyer l'étincelle divine dans
« chaque âme; elle prit par erreur l'âme d'une étoile morte,
« nommée depuis Siloë, fille de la beauté et de l'amour ou de

---

[1] Sollier. *Du sens de la direction dans ses rapports avec l'automatisme (Bulletin de l'Institut général de psychologie,* p. 506).

« céphée et de Dieu. Cette étincelle divine, jetée dans une âme
« humaine, devait jeter la perturbation dans cette âme même par
« la lutte de la matière et de l'essence divine. Kam souffrit toute
« sa vie : enfance, jeunesse, mariage. Le monde, l'argent,
« l'égoïsme, le désir brutal et jamais l'amour. L'enfant voulut
« sortir de son enveloppe mortelle il y a quatre mois (allusion à
« ses sensations de mort éprouvées en Suisse et dans le Midi, à
« l'opparition de Deus et à sa mission), nous l'en empêchons pour
« qu'elle crée la religion de la Bonté chargée de régénérer le
« monde en perfectionnant le christianisme continué dans le
« Kamianisme. Celle-ci sera..... (saura pas aujourd'hui — inutile). »
Elle s'est brusquement arrêtée d'écrire, et cette parenthèse indique
assez que Deus se refuse de rien dicter de plus, il ne veut pas que
nous en sachions plus long. Nous insistons pour qu'elle obtienne
la suite, mais elle refuse énergiquement : « Non, dit-elle, il est
« terrible, je sens qu'il est en colère. »

Mais, plus tard, elle reprend le crayon et termine : « Sera une
« religion de transition, base de la tolérance. » Elle ajoute alors
quelques explications orales : « Les enfants seuls seront réelle-
« ment Kamiens; le tsar (dont elle a évoqué typtologiquement
« l'esprit dans le Midi), sera fou des idées que j'aurai, il m'a pro-
« mis à ma mort de recueillir mes cendres dans un sarcophage
« d'or ciselé à l'île Borromée. Les juifs et les protestants réfrac-
« taires seront déportés à Silo qui s'abîmera dans les flots. »

Au milieu d'une causerie où nous discutons théologie, elle sent
que l'inspiration va venir; elle prend le crayon et sa main écrit :
« Vous êtes déiste, c'est-à-dire croyez à *tous* les dieux; or,
« demandez qu'on vous démontre Dieu; or, l'Infini n'est pas
« démontrable, puisque démontrer c'est réduire un fait à des
« faits tangibles et l'infini est intangible. Démontrer quel Dieu? Il
« y a : 1° Dieu Infini; 2° Dieu de notre système solaire : Neptune;
3° Dieu du système solaire de Céphée : Deus. 4° Dieu du sytème
solaire de... »; ici, de nouveau, la communication s'arrête. Deus
refuse de rien dicter de plus. L'écriture de ce message n'est ni
l'écriture ordinaire de Cam... ni celle des révélations qui accompa-
gnent les dessins, surtout les premiers; cette fois, c'est une écriture très verticale, tantôt ramassée, tantôt lâche, avec jambages
allongés.

L'inspiration cesse, elle revient à son état ordinaire et continue
la conversation; il s'agit maintenant de son recueil de pensées,
elle discute un aphorisme à y incorporer et le note, mais avec sa
conscience et sa volonté à elle et de son écriture habituelle sur la
feuille même où elle vient d'enregistrer le message : « Le respect
« est aux cœurs purs ce qu'est l'oxygène aux corps sains, » et,
plus bas, celui-ci : « L'âme est tout étant essence divine, et c'est
« aux âmes qu'on juge les hommes, non aux corps, seuls signes

« distinctifs des races, les questions de races sont stupides. » Et
cet autre enfin : « La peine de mort est une œuvre digne des
« hommes, elle prouve à quel point l'esprit mortel est éloigné de
« l'esprit de Dieu, qui est toute Miséricorde, toute Bonté envers
« les humains; mais ceux-ci se dévoreront entre eux jusqu'à ce
« qu'ils crèvent d'orgueil, tout comme la grenouille se croyant
« le bœuf! »

La forme et le fond, comme l'écriture de ces pensées conscientes, diffèrent sensiblement de ceux des messages mécaniques
et semi-mécaniques. Cam... considère ces pensées comme des
ébauches qu'elle retouche et ciselle; tandis que les messages,
malgré leur style incomplet et leur extravagance, lui paraissent
des choses sacrées auxquelles elle ne doit rien modifier.

Un autre jour, au cours d'une conversation quelconque, l'esprit
de Deus se manifeste tout à coup, le crayon que Cam... tient toujours « entraine sa main » et elle écrit très rapidement :
« Dirai docteur secret médecine et bonheur humanité, sur ma-
« ladie contagieuse avec permission de Cam... Cam... permettra
« docteur faire connaitre secret sur fièvre typhoïde, façon isoler
« les malades dans grande cloche de verre. Dirai secret d'Uranie
« pour guérir radicalement fièvre typhoïde comme l'ai révélé à
« celui qui te fit tant souffrir. » Celui qui la fit tant souffrir, c'est
son mari. Celui-ci, en effet, quand il se servait d'elle comme de
son médium ordinaire, avait, par son intermédiaire, consulté
Deus pour guérir la surdité incurable d'un de ses amis.

Deus avait prescrit par la table cinquante centigrammes de
quinine. M. Schtein, qui avait entendu dire qu'on donnait du
sulfate de quinine pour certaines affections de l'oreille (vertige
auriculaire), fut frappé d'admiration; mais, à la même époque,
l'esprit avait ordonné contre la diarrhée d'un autre ami un lave-
ment d'eau de Cologne qui heureusement ne fut pas administré.

Typtologie mentale. — Plusieurs des messages qui précèdent et
notamment le dernier, sont en style télégraphique, c'est la carac-
téristique des messages de certains jours. Cette forme parait être
le mode intermédiaire entre les communications auditives ou
graphiques en langage complet et les communications typtologiques; ces dernières étant forcément un peu longues à recueillir
exercent la patience de la malade et sont généralement aussi
composées en style incomplet. Comme la plupart des médiums,
Cam... a commencé par la typtologique à bascule, c'est-à-dire par
la table. Aujourd'hui encore, elle aurait volontiers recours à ce
moyen, surtout quand par les autres voies l'esprit fait attendre ses
avis.

Mais, comme ce procédé lui est actuellement interdit et comme
l'activité momentanée de ses centres automatiques en mettent
d'autres à sa disposition, la typtologie s'établit par son fidèle

crayon. Celui-ci, quand il n'écrit pas, frappe les coups des lettres sur la table de chevet ou sur n'importe quoi. Un matin, pendant notre visite, Deus épèle par les frappements du crayon. Il déclare que l'un de nous a fait, il y a quelques années, partie d'un comité consistorial à Paris et possède l'âme plusieurs fois réincarnée d'un ancien prêtre. Le premier fait étant exact, Cam... triomphe, car, dit-elle, elle l'ignorait absolument, la vérité du premier fait doit entraîner celle du second. Elle oublie que nous lui avons parlé de ce comité lors de son premier séjour; notre incrédulité la déconcerte et semble irriter Deus.

Le crayon frappe, en effet, avec une certaine violence, il épèle de nouveau : « Dis à Monsieur... » et s'arrête brutalement, puis il reprend en coups secs : « Cam... repose-toi. » Déus ne dira plus rien de la matinée. Les mécréants lui déplaisent, il profère même plusieurs fois le mot de Cambronne pour l'un de nous qui plaisantait à son sujet. Ces grossièretés sont monnaie courante en matière de spiritisme, on les met à l'actif des esprits trompeurs et des esprits légers. Cam... n'ayant jamais fréquenté les milieux spirites, bien que ces trivialités soient tout à fait contraires à son tempérament, excuse Deus et cherche à justifier l'expression de sa colère.

Le crayon n'est bientôt plus nécessaire pour frapper les lettres, un doigt y suffit et enfin, chose plus intéressante, la typtologie devient purement mentale. C'est dans la tête, « dans la pensée », que les coups des lettres se succèdent sans aucun mouvement externe. C'est le moyen de communication qui a prévalu pendant presque tout le mois de décembre. Les lettres sont battues très vite, le médium a hâte de découvrir le sens de la phrase dictée et cherche à deviner les mots bien avant qu'ils soient achevés.

Un jour entre autres, pendant ce même mois de décembre 1901, nous trouvons Cam... de mauvaise humeur; à la suite d'une visite de son mari, elle a mal dormi, elle est énervée, elle a eu mal aux jambes et de la diarrhée. Toute la matinée, la typtologie mentale a été très active sans qu'elle ait eu à se recueillir pour la provoquer. Le phénomène reprend devant nous. Les lettres successivement se confondent dans sa tête : « A, b, c, d, e, *f*. Elle poursuit : *a*, sans laisser continuer, elle cherche à deviner le mot commençant par *fa*, cela doit être *fais*, un sentiment intérieur d'affirmation lui exprime que c'est bien le mot voulu.

Elle laisse continuer : « *a* encore, puis a, b, c, d, e, f, h, i, j, k, l, m, n, o, p, q. r, s, *t*. Elle s'arrête et pense *attentat?* sensation intérieure de négation, elle pense alors *attention?* sensation intérieure d'affirmation. Elle poursuit alors le mot suivant, toujours impatiente de devancer la marche du procédé.

La phrase constituée est la suivante : « Fais attention à la clef à cause de la garde-malade. » Cette fois, cet avis de défiance à l'égard d'une garde qu'elle estime et dont elle est très sûre révolte sa justice, aussi affirme-t-elle que ce n'est pas Deus qui parle, ce ne peut être la voix de personne assure-t-elle, et la voilà sur le chemin d'attribuer les vains propos aux esprits mysti-ficateurs, comme les vétérans des évocations.

Cette typtologie intérieure va durer pendant des mois, se répé-tant presque tous les jours à certaines périodes. « Cela m'agace quelquefois, dit Cam..., alors je fais les mots moi-même, mais je me trompe, alors Deus recommence lentement, *en appuyant les lettres*, et en formant des mots auxquels je ne m'attends pas du tout. »

Distribution des diverses formes d'automatisme verbal. Rithme et versification. — Telles sont les diverses modalités des communica-tions verbales de Cam... avec les esprits. Elles se succèdent les unes aux autres, certaines se produisant plus spécialement selon les états d'esprit ou les états de calme et d'éréthisme nerveux par lesquels passe la malade. Elles peuvent se mêler et se combiner les unes aux autres, selon l'identité de l'esprit qui parle et selon les circonstances. Quand plusieurs esprits se suivent, ou quand un esprit interrompt le discours d'un autre, les derniers usent généralement d'un mode de communication- différent de celui employé par le premier. Deus, par exemple, appuyant une com-munication typtologique de Nicolas II emploiera la variété psycho-motrice verbale. Un même esprit pourra s'interrompre lui-même sous une forme différente de celle par laquelle il a commencé. Deus encore, faisant une révélation psychographique mécanique sur un sujet d'ordre général s'interrompra lui-même pour adresser directement à Cam... une observation psychomotrice verbale pour un fait d'ordre privé selon cette dernière variété. Pendant l'amélioration progressive des symptômes, il arrêtera ainsi lui-même ses propres discours typtologiques mentaux par des injonctions psychomotrices.

Plusieurs interlocuteurs peuvent pourtant se succéder sans tran-sition selon le même processus; Jésus-Christ y prenant part un jour et compatissant affectueusement aux peines de Cam... lui parle en hallucinations psychiques et Dieu le père prend immé-diatement après lui la parole de la même manière pour s'excuser d'avoir à la laisser souffrir ainsi. Enfin, la localisation de la voix varie selon le sentiment qu'elle exprime : « Ces voix, dit la ma-lade, sont comme une émanation intérieure; elles parlent dans ma tête quand c'est mon esprit qui travaille, et dans ma poitrine quand c'est mon cœur. »

¹ *Archives de Neurologie.* n° 102. .

L'automatisme verbal peut encore, chez Cam..., sans changer de modalité physiologique, cesser d'avoir pour elle une signification de nature délirante. Pendant les grands malaises paroxystiques, il lui arrive, en effet, d'être intoxiquée par un nom qui se répète à satiété dans sa tête irrésistiblement. C'est comme un appel mental qui l'obsède et se fait malgré elle vers quelqu'un qu'elle désire ou dont elle attend le secours. Une des premières visites de sa fille l'a laissée très énervée; le nom de cette enfant s'impose à elle la nuit suivante pendant des heures : « Estelle, Estelle, Estelle, Estelle...! » et ce nom se scande violemment, en syllabes appuyées rythmiquement comme un battement d'horloge.

Un autre jour, dans des circonstances analogues, c'est le nom de son beau-frère : « Hoffmann, Hoffmann, Hoffmann!... » ou celui de l'un de nous, ou même celui de son protecteur imaginaire : « Deus, Deus, Deus, Deus!... » Elle n'attribue cette obsession verbale à aucune personnalité étrangère, elle la sent se faire dans sa tête et est forcée de la laisser aller, aucun effort de volonté ne pouvant l'arrêter.

A partir du mois de janvier, d'ailleurs, le rythme et la cadence qui parfois déjà ont caractérisé certaines de ses auditions, deviennent une des qualités très fréquentes de ses créations subliminales. Assez souvent, nous avons noté dans les révélations recueillies antérieurement des mots associés par assonnance comme dans « idéal, Deus, ideus, idée ». A partir du mois de janvier, les esprits s'essaient à parler en vers, et Cam... elle-même dans ses écrits conscients est de plus en plus poussée à versifier. Elle cherche à exprimer en vers tous les sentiments et toutes les idées que naguère elle condensait en style sentencieux pour composer son recueil de pensées. Ce manuscrit est délaissé pour la poésie. Son vers est médiocre, comme la plupart des vers spirites. La correction de la mesure n'y est qu'apparente et ne souffre pas d'examen. Le vers, en effet, vient en quelque sorte tout seul, sans aucun effort, la rime arrive automatiquement. Mais l'accent parisien de la malade, avec ses élisions et ses liaisons supprimées, lui fait constamment ajouter ou supprimer un ou plusieurs pieds par alexandrin. En se relisant elle-même, la cadence brute paraissant juste, elle ne corrige rien. D'autres malades la secondent pour les corrections. Cette versification intensive favorise la marche de son automatisme, aussi cherchons-nous à l'enrayer; mais elle est irrésistiblement attirée et continue en cachette, malgré tout, à aligner des strophes. Elle en arrive à une ambition poétique qui s'ajoute à son ambition apostolique, l'aisance toute machinale avec laquelle elle trouve la métrique et la consonnance l'enthousiasme et l'exalte. Elle met en stances ses états d'âme et ses impressions. Voici, par exemple, une pièce très intéressante, en ceci qu'elle y parle de « sa voix », sa chère voix aimante et protectrice, et qu'elle, y rend parfaitement le dédoublement de sa personnalité :

LA VOIX

Ecoute au fond de toi cet esprit qui te charme
Et qui, du cœur aux yeux fait monter une larme
Sans que sa voix résonne il te parle tout bas
Il t'emmène fort loin des choses d'ici-bas.
Oui c'est l'esprit divin et non la conscience
Il est distinct de toi, par lui, ta prescience
Semble suraiguisée et l'esprit éclairé
Sur son aile t'emporte en un monde éthéré
Poète, enivre-toi de cette voix si douce
Vers un monde inconnu tu sens qu'elle te pousse
Quand on l'entend parler, dans le jour qui décroît
A jamais l'on espère et à jamais l'on croit.
Sceptique méprisant, souris de la faiblesse
De ce cœur de poète amoureux de noblesse
D'un monde perverti, sublime paria
Il exhale son âme en un alleluia !

On ne peut mieux décrire en vers une hallucination psychomotrice et l'état d'esprit qui la comporte et qu'elle détermine. Cette pièce vaut bien d'ailleurs celles que tant de médiums ont écrites sous la dictée de Victor Hugo ou de Lamartine désincarnés, ou celles par lesquelles Mlle Smith et d'autres exhortaient leurs auditoires à la vertu ou à la dévotion.

Médiumnité à phénomènes psychiques. — Il est enfin une autre spécialité médianimique à laquelle Cam... n'a pas échappé, c'est celle qui consiste à entrer en contact matériel (matérialisé pour parler le langage spirite) avec les esprits. C'est une main légère qui vient amicalement frôler sa joue; plus fréquemment, elle sent très distinctement la pression de lèvres sur ses mains et sur sa bouche. Ce sont les lèvres de Deus. Ces sensations ont lieu aussi bien pendant les périodes d'exaltation que dans des intervalles de calme, elles n'ont disparu que quand l'amélioration a été très prononcée. Elles étaient d'ailleurs très agréablement accueillies.

Manifestations génésiques. Sensations de lévitation. Erotisme mystique. — Les troubles de la sensibilité générale revêtent aussi des formes plus spéciales. Les caresses se localisent aussi à la sphère génitale en sensations voluptueuses qui remontent le long de son corps et vont souvent jusqu'à l'orgasme vénérien complet. Elle les décrit : « Deus s'annonce par un état de bien-être particu- « lier et lui fait ce qu'elle appelle des déclarations enivrantes ; tu « vas, lui dit-il, connaître la caresse divine. Elle éprouve alors un

« frisson divin qui monte de son sexe à sa gorge, elle a des sensa-
« tions de caresses intimes dont elle reste épuisée. Elle cherche à
« s'isoler et à se recueillir en elle-même pour le rappeler en lui
« adressant les prières tendres à la suite desquelles elle peut le
« posséder ainsi physiquement. Deus touché de sa fidélité la
« possède elle spirituellement. Cette possession est étrange,
« ajoute-t-elle, c'est une immense quiétude qui m'envahit. »

Un autre phénomène se produit aussi assez souvent vers le
déclin des paroxysmes anxieux alors que sa sensibilité interne
est encore altérée, c'est un trouble cœnesthésique qui lui donne
l'illusion de la lévitation assez commune d'ailleurs chez les spirites
et les mystiques extatiques. Il lui semble alors que « sa vie s'en
va », mais sans avoir le sentiment de perdre connaissance ; elle
sent son corps allégé comme s'il ne touchait plus à rien, comme si
elle ne l'avait plus. Elle est enlevée dans l'espace et s'entend généralement appeler par Deus dans ces moments-là. Elle compare cet
état à l'attente d'une mort imminente et désirée, la mort mystique
qu'elle rêve, c'est comme un enlèvement dans les lymbes. Cette
situation ne dure pas assez longtemps à son gré, tant elle y trouve
de charme, et comme nous l'avons vu plus haut, elle est ramenée
à la réalité par la voix de Zeus ou de Deus lui-même qui exige
qu'elle reste sur la terre pour accomplir sa mission.

Cam... s'est fait d'autre part une représentation mentale très
nette de Deus : « Je me le figure, raconte-t-elle, comme un être
« grand et noble, un corps fluide comme la rosée solidifiée,
« une vapeur vivante et une tête dominante ; des yeux bleus vert
« clair ; une barbe de Dieu assyrien blond roux avec des fils d'ar-
« gent ; une noblesse d'âme d'homme qui s'efface, qui s'oublie
« soi-même sans attendre seulement ma venue, car je demeure
« ici pour semer nos idées. Il me dit lui-même de former des
« élèves, car l'ignorance divine des hommes vient de leur manque
» de bonté et de ce qui tue le monde, de :

« L'argent qui d'un moyen est devenu un but ! »

Elle ne peut s'empêcher de terminer par un vers, toujours obsédée par une métromanie qui ne cède pas.

Cette figuration de Deus, lui conférant la fluidité vaporeuse d'un
corps céleste, correspond naturellement aux rêves d'amour supra-
terrestres dans lesquelles elle vit dans le moment et laisse voir
aussi par quelques détails de couleur, de teint et de forme que les
amours profanes qui l'occupent beaucoup ont fourni une partie
des éléments de ce tableau à son imagination subsconsciente. Le
monde réel renferme en effet deux hommes possesseurs de toutes
les vertus chères à son goût, deux hommes dont elle ne peut détacher sa pensée. Elle entretient même avec l'un d'eux, particulière-

ment complaisant, une correspondance dont elle fait d'ailleurs presque tous les frais, d'une sentimentalité quintescenciée. L'idée de ces deux amis charme son cœur, mais la tourmente aussi cruellement en raison des obstacles insurmontables que mettent entre elle et eux les circonstances et « la pureté sacrée » qui doit élever sa personnalité au-dessus du commun de l'humanité, cette pureté dont elle parle toujours comme d'un caractère de sainteté et de grandeur, mais qui lui cause tant d'indécisions douloureuses pour la réalisation de ses désirs et qui est plus faite d'appréhension peut-être et d'impossibilité que de volonté. La pensée de son mari vient aussi à la traverse de ces sentiments, balottée par de constantes tergiversations. Tantôt M. Schtein est revêtu de toutes les qualités imaginaires dont elle pare le modèle de l'amant ; tantôt elle le revoit selon la réalité qu'elle a prise en grippe, et désespérée, elle ne parle plus que de divorcer pour attendre de pouvoir convoler avec un des deux amis qu'elle convoite, et elle reste cruellement irrésolue entre le désir obsédant de ce divorce et de ses suites, et l'amour possible et heureux avec son mari.

Deus, au milieu de la perplexité de ces affections, n'est point jaloux, il garde une sérénité surhumaine toujours consolatrice et prometteuse de compensations : « Quelqu'un t'adore qui t'épousera, c'est Dieu, Deus qui te parle ». D'autres fois même il lui dit qu'il s'incarnera pour elle en un amour terrestre : « Tu seras heureuse dans deux mois, lui dit-il un jour où l'idée de divorce la hante, tu m'aimeras dans la personne de celui que je t'envoie. » Deus arrive ainsi à se confondre auec ses affections profanes et pas plus qu'elle il n'y voit une infidélité à son égard, il encourage au contraire ces sentiments et lui dit une fois en se nommant à la troisième et impersonnelle personne : « Si Cam... est fidèle à Deus, il la rendra « la plus heureuse de toutes les femmes ; il *lui laissera sa beauté* et « lui permettra de faire des élèves en semant la vérité. » Cam... tient en effet énormément à sa beauté qu'elle croit très grande et très prestigieuse ; cependant des doutes cuisants, trop justifiés par l'âge d'ailleurs, lui viennent quelquefois à cet égard. Elle les chasse de son mieux et compte sur cette beauté autant pour l'avenir de ses amours que pour celui du kamianisme ; ce sera une influence de plus qu'elle prendra sur les masses quand elle ira, comme les esprits le lui commandent, « prêcher la charité et blâmer les vices des femmes du monde dans des conférences publiques » pour lesquelles la voix de sa belle-mère vient encore quelquefois lui donner des encouragements. Elle s'y prépare toujours en se livrant, selon son expression, à des invocations infinies, heures de solitude et d'oraisons en demi extase à la suite desquelles elle versifie plus que jamais. Elle compose ainsi une *prière* en vers dont nous n'avons pas pu obtenir la copie et qui retrace avec beaucoup de vérité le caractère de son état psychique dans ces moments-là. Assez longtemps après, elle nous a communiqué sous le même titre une autre poésie, que nous transcrivons ici pour donner un échantillon de son étrange fécondité lyrique, et de ses tendances pieuses, bien que ce morceau ne rende pas comme l'autre une situation anormale de sa conscience :

LA PRIÈRE

Prier c'est entr'ouvrir son âme
D'où jaillit une pure flamme
Vers celui qu'on ne voit pas
Et qui, seul, sait guider nos pas,
Maître du Monde et de l'Atome,
Au cœur des fleurs voit-on l'arôme ?
Peut-on voir la brise ou l'éther,
L'un dans l'azur, l'autre sur mer ?
Bien qu'invisible on sent l'âme de toute chose
Jouissonᶜ donc [1] des effets sans connaître la cause
Quand nous prions le cœur sur l'infini penché
Dieu pénètre en nos cœurs et reste aux yeux caché,
L'on sent que sa bonté vous calme et vous console
Préférons le silence à la vaine parole
Au soir, lorsque le jour a fui
Pour mieux s'élever jusqu'à lui.

Deus qui revendique tout ce que Cam... fait de bien et tout ce qui lui arrive d'agréable, lui affirme que c'est lui qui l'inspire dans ses travaux poétiques, elle l'appelle « sa muse ». Pendant de longs mois d'ailleurs et même quand la voix se fait plus rare et reste plus longtemps silencieuse, elle le sent toujours plus ou moins prêt à se manifester, ce qu'elle exprime en disant : « *Je sens toujours que je suis deux.* » Ce sentiment de dédoublement a été très long à s'effacer.

Evolution. Lutte contre l'automatisme. Amélioration. — En somme, la malade nerveuse, distraite et rêveuse, aigrie de ne pouvoir autour d'elle faire partager ses enthousiasmes, sa sentimentalité, et son besoin d'amour physique, se réfugie dans la foi religieuse sans connaître la religion ; elle ébauche un délire d'abord discret bientôt développé, caractérisé et activé par des essais solitaires de spiritisme auxquels elle se livre spontanément sans rien savoir sur ce sujet dont elle a seulement entendu quelquefois parler. Il en résulte une poussée délirante grave. Elle se soigne, entre en convalescence,

---

[1] Ce vers compte un pied de trop « donc » ajouté comme une cheville. Cela tient à la facilité automatique avec laquelle Cam... versifie. Dans jouissons, elle prononce *joui*, comme une seule syllabe, ce qui établit la cadence. Sa poésie fourmille de fautes semblables.

guérit grâce à l'isolement et la privation de toute pratique spirite. Ayant repris sa vie, elle cède de nouveau à l'envie de faire tourner des tables, son mari approuve ses pratiques, partage ses convictions erronées, ce qui les fortifie. Elle s'exalte de nouveau, et très rapidement, par l'entraînement intensif et voulu de ses facultés médiumniques qui la font retomber dans le même délire plus étendu encore et plus systématisé que la première fois. Remise en traitement les gros symptômes se dissipent vite, mais la guérison avance lentement, progressivement, balottée par des oscillations entre des intervalles plus ou moins longs de santé apparente et de courtes rechutes paroxystiques de malaise anxieux à chacun desquels les hallucinations redevenaient actives et nombreuses, et l'éréthisme sexuel obsédant et douloureux. En dehors des grandes conceptions délirantes qui n'ont duré que le temps des deux grandes crises aiguës, les phénomènes hallucinatoires à forme spirite que nous avons passés en revue au long de cette observation ont duré pendant toute la marche décroissante de cet état vésanique. Cette évolution a été complètement remplie par la lutte que nous avons fait soutenir à Cam.., contre l'automatisme et le dédoublement de conscience qu'elle subissait. L'attrait énorme qu'avaient pour elle les communications avec les esprits ont souvent rendu cette lutte difficile. Comme tous les médiums elle tient énormément à ses pouvoirs évocateurs, elle y tient d'autant plus que ses esprits familiers, échos des récriminations longtemps muettes et longuement accumulées dans son travail subliminal, ne font que justifier ses plaintes, louer ses aspirations, satisfaire ses tendances érotiques, approuver ses projets; et que plusieurs d'entre eux, personnages téléologiques sous la forme d'hallucinations profitables, s'attribuent même l'amélioration de ses malaises. Ce fait n'a rien de surprenant, ces hallucinations spéciales étant l'expression de l'état de ses centres automatiques au moment où renait dans son système nerveux le calme dont elles soulignent l'apparition. Sur nos instances, tout en croyant fermement à l'essence surnaturelle de ses interlocuteurs, Cam... reconnait bientôt le caractère morbide de certaines de ses conceptions et de quelques-uns des phénomènes dont elle est le sujet; elle comprend le danger qui la menace et accepte docilement de s'efforcer de repousser les voix et de se priver de faire parler son guéridon. « Elle a peur, dit-elle, des hallucinations qui lui ont donné des « idées de grandeur et qui l'ont rendue méchante avec sa belle-« sœur, mais elle regretterait les autres si elles cessaient tout à fait. » A mesure que le temps passe elle veut plus fermement guérir et y travaille sincèrement. Elle ne peut pas toujours refouler les voix par la seule concentration de sa volonté, dans ce cas elle lit tout haut pour les *clouer*; elle éprouve alors une « pression dans « la tête, comme si quelque chose s'y comprimait pour en sortir

« et y était retenu. » Elle finit généralement par triompher ; mais elle en reste abattue avec une forte céphalée. D'autres fois elle cherche « à les concentrer en une seule, celle de Dieu », nom qu'elle substitue à celui de Deus à mesure qu'elle s'améliore. Les communications des esprits deviennent ainsi d'abord intermittentes et arrivent à demeurer longtemps silencieuses, mais il faut une surveillance assidue et beaucoup d'encouragements, car la patiente les regrette vivement. Elle avoue que, livrée à elle-même, elle se jetterait sur un guéridon avec avidité. Au mois de janvier elle parle de spiritisme avec plusieurs personnes avec une passion évidente et leur dit que son désir d'interroger une table est « im-« périeux comme une morphine ». Le mois de février et de mars se passent dans les mêmes conditions avec des retours d'hallucinations spontanées. L'esprit de l'oncle reparaît lui-même. Cam... nous parle un jour de lui et rappelle que de son vivant il disait que le spiritisme était une chose sérieuse « et je le dis encore » appuie la voix psychomotrice de l'oncle dans la tête de sa nièce. Deus surtout ne se laisse pas oublier, procédant par typtologie mentale quand il ne se manifeste pas autrement. Après une crise d'angoisse, sa voix intervient un jour réconfortante comme d'habitude, sur notre demande expresse elle la repousse pour nous obéir, mais Deus s'irrite, et Cam... « ressent un sanglot intérieur, c'est Deus qui pleure en elle ; pourquoi le chasser, implore-t-elle, il est si délicieux, il me calme, me charme, m'endort, j'embrasse Deus ». Elle promet néanmoins de ne plus l'appeler, mais elle l'évoque quand même en cachette et le consulte même quelquefois pour savoir s'il l'autorise à nous faire certaines confidences. Deus est d'autant plus difficile à déraciner, qu'il pousse son rôle d'avertisseur tutélaire jusqu'à participer au traitement psychique que nous entreprenons en employant même les termes et les menaces qui sont les nôtres. Au mois de janvier, par exemple, Cam... écoute une manifestation en typtologie mentale de Deus ; et Deus lui-même tout à coup interrompt la communication en disant « défendu, c'est la folie ! » de sa voix psychomotrice. Au mois de février, dans des circonstances identiques, il dit : « Non, assez, pas d'automatisme controle, toi ! » Comment chasser un esprit qui pousse le zèle jusque-là ? Il est vrai qu'il s'arrange quelquefois pour faire tourner ces sages avis en sa faveur, et c'est toujours après quelques jours de raisonnement particulièrement assidu et ferme de notre part et après un travail de préparation inconsciente consécutivement mûri que l'hallucination téléologique prend cette attitude spéciale. Au mois de mars, pour se faire écouter sans éveiller de scrupules, il se sert de cette introduction : « C'est à travers ton controle que je te parle, ma fille » et un peu plus tard, après une assez longue période de silence, il s'explique : « Je suis toujours « là, quand je fais le mort c'est pour que tu ne sois pas effrayée

« et pour passer par ton contrôle, mais je ne suis pas ton inconscient », et plus tard encore : « Pour que tu ne t'inquiètes pas de ta « tête, je passe par ton contrôle, mais je ne suis pas ton inconscient ». Deus défend ainsi son identité contre nos arguments. Nous avons en effet fait comprendre à Cam..., pour contribuer à lui faire reprendre sa cohésion mentale, que cette voix conseillère était, en lui tenant ces derniers propos, le produit du travail de rétablissement de son contrôle, travail encore inachevé dont l'expression subliminale arrivait ainsi jusqu'à sa conscience. Il y a donc encore une certaine révolte de la tendance à l'automatisme qui se fait jour de cette manière. Cam..., d'ailleurs, se dit encore trop croyante pour ne pas admettre que cette voix si claire ne soit pas différente d'elle-même, elle veut garder cette conviction, même en cherchant à éviter la voix, car elle comprend le danger qu'il y a pour sa mentalité à en conserver la manifestation. Elle croit aussi qu'elle l'aura toujours au moins en l'évocant fortement si elle le désirait absolument, en cela même elle se trompe, car à partir du mois de juillet, elle n'en parle plus. Pour le moment, il faut cette évocation spéciale ou l'appoint d'une forte contrariété pour qu'il prenne la parole, et ces petits incidents suffisent à maintenir la foi de la malade. Un jour, par exemple, elle écrit deux lettres, les met machinalement sous enveloppe, inscrit les adresses sans vérifier et les jette à la poste. Elle revient très perplexe, convaincue qu'elle a interverti les adresses des destinataires, ce que le contenu des missives rend particulièrement facheux et délicat. Elle n'en dort pas, mais Deus la rassure et lui affirme qu'elle a correctement mis chaque lettre dans l'enveloppe et sous l'adresse qui convenait. Cela la tranquilise, et l'événement, en donnant raison à Deus, fortifie la confiance de Cam... L'état d'esprit de cette dernière continue à se modifier, elle ne dit plus jamais Deus, elle comprend qu'il y a quelque chose d'absurde dans cette dénomination antique et elle se met à dire Dieu, plus tard même, elle abandonne cette désignation et ne dit plus que « la voix ». De même, elle ne parle plus de Kamianisme. Elle garde seulement l'intention de travailler dans sa sphère et dans la littérature, à propager la bonté et à faire aimer la charité, sa piété reste toujours aussi fervente, mais plus normale. Depuis le milieu de décembre, d'ailleurs, son attitude au milieu des autres malaldes est celle d'une personne parfaitement saine, elle lit, s'occupe de tout, cause avec chacun de choses indifférentes, d'art, de littérature, quelques malades plus sympathiques reçoivent seulement quelques confidences au sujet de ses pouvoirs de médium et prennent connaissance de ses poésies. Nous seuls sommes dans le secret de ses anciennes conceptions et de ce qui reste de ses croyances. A partir du mois d'avril jusqu'au mois de juillet l'amélioration générale a progressé sans arrêt. M. Schtein est complètement rentré en grâce auprès de la malade, celle-ci a passé en Suisse l'été de 1902, sous la surveillance d'un médecin qui n'a noté aucun phénomène délirant et s'est seulement occupé de maintenir ses bonnes dispositions à l'encontre des essais de manœuvres spirites.

Pendant toute cette évolution, la mémoire a suivi les fluctuations de l'état mental lui-même. Les souvenirs de tout ce qui s'était passé pendant la première crise délirante en Suisse, les souvenirs de tout ce qu'elle avait dit, vu et entendu dans cette période avaient paru s'effacer pendant l'intervalle relativement sain de son premier séjour au Sanatorium, durant lequel elle n'avait, en tous cas, parlé de rien que de sa très vague fièvre cérébrale. Tous ces souvenirs se sont, au contraire, réveillés très fidèles et très précis dans tous leurs détails pendant la seconde bouffée délirante. Cam... a pu, à ce moment, nous décrire sa vision et tout ce qui l'avait suivie. A son second séjour elle se rappelait en toute netteté tout ce qui lui était arrivé dans le Midi, ses évocations avec son mari, son système theologique, ses différends avec sa belle-sœur. A mesure que son amélioration s'accentuait, tous ces souvenirs s'effaçaient pour ne reparaître que dans les périodes paroxystiques qui ravivaient l'activité spirite. On voyait ainsi reparaître et disparaître ces groupes de souvenirs un peu comme l'auraient fait ceux d'un état second, mais avec moins de netteté et moins brusquement. Il y avait chaque fois une transition, une période d'effacement graduel avant la disparition totale. Au moment où ce changement se produisait on voyait les manifestations délirantes disparaître de la vie à l'état de veille et alimenter les rêves du sommeil normal de la nuit; Cam... rêvait de sa belle-mère, de son oncle, soulignant ainsi la transition entre l'inconscience spirite et l'inconscience normale onirique.

Actuellement tout reste dans l'ordre depuis juillet 1902. Cam... ne parle plus de faire tourner des tables, elle n'a plus d'hallucinations, elle a repris une affection normale et vive pour son mari. Elle cultive la poésie et a fait dans cette voie des progrès sensibles, ses poèmes ne révèlent plus aucune désorganisation psychique, ils chantent les beautés et la contemplation de la nature, la résignation à la souffrance, l'édification des âmes et surtout les bienfaits de la paix. La malade est en effet devenue une ardente adepte des doctrines de Frédéric Passy. Elle espère en favoriser la vulgarisation et c'est dans cette œuvre que se donne carrrière son ancienne tendance à l'apostolat. Elle est d'une piété chrétienne pleine de ferveur, de confiance et d'enthousiasme, et a repris tout son goût pour la vie de famille.

REMARQUES. — Cette observation suggère un certain nombre de considérations intéressantes aux trois points de vue du spiritisme, du mysticisme et de la psychiatrie.

Spiritisme. — Si l'on peut appeler « tempérament médianimique » l'état psychique qui consiste en la tendance au
dédoublement de la conscience avec activité automatique
indépendante, on peut dire que notre malade l'avait créé et
entretenu prêt à fonctionner par sa manière de vivre et de
penser avant l'explosion absolument spontanée des
phénomènes spirites chez elle. La première voix psychomotrice dont elle ignorait au début l'idendité a constitué le
premier fait de cette médiumnité spontanée à la suite de
laquelle se sont succédées dans son cas la plupart des
spécialités médianimiques que tous les sujets spirites ne
possèdent pas toujours en aussi grand nombre. Elle a été
sujet auditif, parlant, voyant, sensitif, psychographe mécanique et semi-mécanique, typteur à bascule et typteur
mental. Elle a reçu des messages d'ordre privé, des révélations scientifiques, médicales et théologiques. Elle a évoqué
des esprits de personnages défunts et de personnages
vivants. Elle a comme les grands médiums interprété ces
pouvoirs dans le sens de la religion et s'est comme eux
imposé le devoir de répandre la piété et la moralisation selon
le principe du spiritisme officiel qui met en tête des vrais
médiums les médiums chrétiens. Un point que l'on pourrait
mettre en litige, c'est que son esprit guide est un personnage
divin.

Les spirites ont beaucoup discuté la valeur des communications diverses que beaucoup de sujets des séances courantes
ont obtenues. Dieu et Jésus se manifestent souvent dans ces
réunions, mais la question a été tranchée par les orthodoxes
du « spiritualisme ». Ce sont des esprits trompeurs ou des
esprits exaltés qui se donnent comme Dieu ou le Christ à
ces médiums pour les abuser et leur en imposer d'avantage.
Cam... qui n'avait aucune notion de ces doctrines a accepté
sans aucune objection la divinité de plusieurs de ses interlocuteurs et surtout celle de son esprit guide.

Les saints occupent souvent aussi la table, le crayon ou la
parole des médiums initiés et sont admis pour eux-mêmes
avec leur propre identité à prodiguer leurs communications
aux spirites réguliers, les anges par contre sont aussi exclus
et leurs manifestations et sont le résultat des mystifications ou
des usurpations de titres d'esprits trompeurs ; ceux qui en
sont les interprètes n'en demeurent pas moins des médiums

quoique médiums imparfaits qui se laissent duper par les désincarnés. Les voyants comme Mlle Couédon qui au point de vue psychopathologique sont identiques aux médiums, mais qui sont reniés par les spirites, peuvent avoir comme personnages téléologiques et esprits protecteurs, des anges, c'était l'ange Gabriel pour Mlle Couédon. Cette dernière peut se rapprocher encore des médiums par cette autre particularité que son langage automatique attribué à l'ange Gabriel se déroulait généralement en vers. Nous avons vu que le langage automatique de notre malade revêtait souvent cette forme-là et qu'elle gardait une tendance irrésistible à versifier et à rimer machinalement. La forme rythmique est donc une des modalités naturelles du langage automatique. Beaucoup de voyants se sont exprimés et s'expriment ainsi ; les oracles de l'antiquité se sont partagés cette habitude avec les devins du moyen âge, le mot *vates* ne signifiait-il pas à la fois poète et devin. Rabelais lui-même n'a-t-il pas fait rendre en strophes bien cadencées les réponses demandées par Panurge à la Sibylle de Pauzoust et à Bacbuc.

Si Cam... a accepté comme vrai le fait d'être en communication avec Dieu, elle a aussi reçu la révélation de tout un système théologique polythéïste, fantaisiste et de forme à demi païenne ; mais ici il faut faire appel pour l'interprétation de ces faits à l'élément vésanique. Elle était à ce moment en plein délire, et le souvenir de ces conceptions ne l'a même pas suivi dans sa longue convalescence, pendant laquelle se sont continuées ses manifestations médiumniques. Celles-ci ont, il est vrai, persisté à entretenir chez elle des tendances mystiques et apostoliques plus accentuées peut-être que chez le commun des médiums et qui confinent à la théosophie ou mieux à la théomanie, ce qui nous amène à la deuxième série de nos remarques.

Mysticisme. — Cam... était au moins aussi ignorante en matière religieuse qu'en matière spirite quand ses premières tendances se sont organisées en hallucinations et en systèmes théologiques. Elle ne possédait aucun élément pour discuter la valeur des messages qu'elle attribuait à Dieu. Ses élucubrations subliminales servaient à sa personnalité normale des chapitres tout faits qu'elle n'a commencé à commenter en elle-même pour les accorder avec la réalité que, quand la première exaltation vésanique a pu se dissiper, encore les souvenirs n'en restaient-ils qu'assez peu précis pour lui laisser le champ libre de les réduire à des fantaisies supra-normales, mais dont les contradictions ou les absurdités trop choquantes étaient petit à petit soigneusement éliminées. Son ignorance religieuse se montre même dans le choix des expressions et des éléments acquis et tombés dans le monde inconscient dont elle désigne et construit les données de son système théologique pagano-chrétien à base astronomique.

C'est ainsi qu'elle parle sans cesse de former des *élèves*, alors qu'un peu plus d'instruction religieuse courante lui aurait fait choisir le mot *disciples* dont se servent toujours les auteurs ecclésiastiques. Elle croit n'avoir jamais entendu prononcer le nom de *Zeüs* donné par ses messages à l'une des divinités de son système. Elle a oublié que c'est le nom grec de Jupiter qu'elle a lu dans Uranie. Elle se trompe encore pour Silo dont elle fait une île et où par une association verbale inconsciente d'idées elle fait déporter les juifs et les protestants (une réminiscence des silos où l'on dépose les disciplinaires rebelles) faisant donner à Silo cette destination pénitentiaire par son activité subliminale.

C'est après la première atteinte délirante qu'elle a surtout commencé à s'initier aux notions religieuses courantes et qu'elle a le plus acquis par ses lectures, c'est aussi à partir de ce moment-là que son mysticisme mieux éclairé a pris une forme plus réellement chrétienne et théosophique.

Elle est devenue théosophe sans rien savoir non plus de la théosophie cette forme de spiritisme rejetée par le spiritisme officiel dont elle constitue une sorte de schisme quoiqu'elle lui soit identique dans son essence.

Le mysticisme de Cam... est avant tout un mysticisme théo-mane. Bien que chez elle l'élément affectif rapproche son état mental de celui des mystiques purs, elle est aussi près que possible du cas de Swedenborg. Ce dernier comme elle, était tombé dans le délire hallucinatoire après une longue période de rêveries religieuses, il s'est comme elle entretenu avec des morts a eu des communications avec les astres, a causé avec Dieu après une seule hallucination de la vue; comme elle il a eu une mission réformatrice à remplir, comme elle encore il a profondément regretté ses halluci-nations quand elles l'ont abandonné à la fin de sa vie. Ils n'ont différé que sur deux points. C'est d'abord la forme spirite des communications de Cam..., le mot et le rite du spiritisme n'existait pas encore du temps de Swedenhorg, qui aurait pu en être le créateur si les circonstances ambiantes avaient dirigé dans cette forme le processus de ses éléments délirants. L'autre différence réside dans l'érotisme intense de Cam... auquel Swedenhorg semble avoir échappé et qui rapproche Cam... des mystiques purs chez lesquels l'érotisme est la règle constante. Une troisième différence d'ordre tout à fait secondaire et qui n'a rien à voir avec la classification de ces cas consiste dans la diversité du niveau intellectuel si haut chez le prophète suédois, si moyen chez Cam... Cette dernière peut se rapprocher aussi de Mlle Smith, spirite avant tout, mais mystique aussi, pourvue d'un guide téléologique et animée d'une tendance apostolique active. En un mot, des cas semblables représentent le point de jonction du spiritisme pur avec le mysticisme et la théomanie raisonnante. Tous les sujets atteints de semblable état ayant pu vivre de la vie extérieure normale dans laquelle ils ont en paix promené leur délire tant que la forme vésanique n'a pas entraîné de leur part soit des actes extravagants ou dangereux, soit une propagande réformatrice ou prophétique qui les ait rendus trop gênants, Socrate, Cardan, Bodin et bien d'autres personnages historiques ont eu eux aussi une voix téléologique qui eût permis de les comparer à ces théomanes. Le nombre de personnes présentant des prédispositions à ces délires est étonnant quand on y regarde de près, beaucoup n'y glissent pas, car il faut assez peu de choses pour les maintenir dans leur équilibre instable et ils sont très accessibles à un traitement moral bien dirigé. La désagrégation mentale est assez facilement combattue par une vie régulière qui favorise la tendance à l'unification à condition que des pratiques spirites ne viennent pas la détruire. C'est ainsi que nous avons vu deux fois chez Cam... la désagrégation se produire une première fois par le spiritisme, se réduire, puis se régénérer une seconde fois par le spiritisme encore et céder enfin sous la privation continue des pratiques médianimiques.

Flournoy a pu dire : « Prenez un individu ayant dans sa subconscience des souvenirs, des scrupules, des tendances affectives, des idées à coefficient émotionnel plus ou moins intense ; mettez-lui en tête, je ne dis pas des convic-

tions, mais simplement des préoccupations spirites, puis
attelez-le à une table ou à un crayon. Pour peu qu'il soit du
tempérament impressionnable, suggestible, désagréable, que
le public appelle la faculté médianimique, il ne se passera
pas longtemps avant que ses éléments subliminaux se grou-
pent, s'ordonnent, se compénètrent suivant la forme « per-
sonnelle » à laquelle tend toute conscience, et se traduisent
au dehors en communications qui ont l'air de venir directement de désincarnés ».

REMARQUES PSYCHIATRIQUES. — Flournoy aurait pu ajouter
aussi : « pour que cette désorganisation atteigne le taux du
délire et arrive presqu'à la vésanie caractérisée avec toutes
ses conséquences et tous ses dangers ». Il est frappant de voir
combien de tels malades entraînent autour d'eux de personnes dans leurs erreurs. Les simples spirites ont toujours une
chapelle de spectateurs plus convaincus qu'eux-mêmes, les
théomanes raisonnants comme Swedenborg et tant de pro-
phètes obscurs ou célèbres ont laissé même après leur mort
des foules de disciples qui continuent leur doctrine.

En général ce genre de délire entraîne autour de lui la
folie multiple. Cam... a persuadé son mari, qui homme
relativement instruit, ingénieur ayant des notions de méthode
scientifique, a pendant longtemps partagé toutes ses convictions et assisté en disciple respectueux et ému à la plupart
de ses évocations pendant toute une assez longue période.
Guérie, Cam... avoue qu'elle et lui avaient l'air de deux illu-
minés et reconnaît que leur attitude était absurde. Il y a là
comme un cas de « folie à deux » dont elle était l'élément
actif et M. Schtein l'élément passif. N'avait-elle pas convaincu aussi des dames et un prêtre qui voulaient la faire
baptiser ?

L'observation suivante plus fruste, nous fera mieux voir
encore le danger du spiritisme et des délires consécutifs à
ces exercices d'occultisme dans leurs rapports avec le suicide
et même l'homicide.

OBSERVATION II. — *Hérédité névropathique. Délire à forme spirite
préoccupations de métaphysique, de réformes sociales, de magie.
Mysticisme, érotisme, auditions d'esprits, visions, migration de
l'âme. Dédoublement et perte du moi. Obéissance à des hallucinations théomaniaques impératives. Tentatives de suicide.*

Henri B... étudiant en médecine, marié, père d'une enfant bien portante, a une hérédité chargée. Son père fort, intelligent mais nerveux, est mort depuis longtemps. La famille de sa mère compte plusieurs aliénés. Ses sœurs sont très nerveuses, l'une d'elles est une grande obsédée phobique.

Dans son enfance, le malade habitué à faire toutes ses volontés, gâté et capricieux, a eu des tics, était onycophage et onaniste, émotif et peu travailleur. Il n'a reçu qu'une instruction religieuse insignifiante et jusqu'à vingt-quatre ans est resté matérialiste et éloigné de toute idée et de toute pratique de piété. A dix-sept ans, à la chasse, il a eu un violent étourdissement attribué à une insolation, à la suite duquel il a dû s'aliter et dormir longtemps, il a été à partir de ce jour sujet à des phobies incessantes et surtout à une agoraphobie d'une rare intensité. Peu causeur, concentré mais sans rêver, sujet à des superstitions de joueur, sa conduite a donné lieu à de nombreux écarts, il se sent instable depuis son étourdissement à la chasse.

En juin 1902, il contracte une dyphtérie grave suivie de paralysie et sa névrose s'aggrave ; il prend de l'absinthe pour se donner du courage, abandonne la médecine, compose des vers et des chansons, fait de la musique, ne veut plus s'occuper que d'art et ne parle plus que de religion et des problèmes de la survivance de l'âme. En 1898, il avait entendu parler de spiritisme, un peu plus tard, il avait fait avec ses sœurs des essais de transmission de la pensée, l'une d'elles ayant pris à cette occasion des crises de nerfs ils avaient cessé, mais il avait essayé tout seul de faire tourner une table et y avait réussi sans s'y adonner avec suite. Depuis sa dyphtérie, il se sentait encore plus changé qu'après son coup de soleil, il devenait de plus en plus irrégulier dans sa vie et de plus en plus désœuvré, passant des nuits entières à causer de théosophie et de réformes morales de la société, avec quelques amis qui n'en savaient guère plus que lui et mélangeaient dans leurs théories le spiritisme, la franc-maçonnerie et la magie noire. Les rêves d'amélioration sociale hantaient surtout le malade à ce moment-là, il concevait des théories sociales dans lesquelles il représentait l'humanité par un triangle, mettant les hommes de génie au sommet et les inintelligents à la base, il voulait appliquer ce système de triangulation à la sagesse, à la vertu, à la richesse, à la piété. Il lisait des livres religieux, entrait dans les églises et priait.

En même temps il sentait augmenter ses appétits sexuels qu'il avait toujours eu très prononcés et qu'il avait toujours largement satisfaits. Il avait alors plusieurs maîtresses, les associait à ses élucubrations mystiques et sociales. Il voyait des symboles partout et commençait à s'absorber dans des rêvasseries demi conscientes d'où il sortait troublé et angoissé comme s'il eut des doutes sur son existence réelle et comme si son moi devenait incertain.

Il avait à ce moment deux amis, J. L... et A. D... qui jouissaient de toute sa confiance, mais qu'il ne voyait pas autant que ce qu'il avait voulu. Il se concentrait pour penser à eux et causer avec eux en pensée à distance ; dans ces absorptions extatiques il les entendit nettement. C'étaient leurs esprits qui se désincarnaient à sa volonté pour lui répondre ou qui lui parlaient spontanément. Cela ne l'étonnait nullement, c'était la même chose que ce qu'il avait obtenu antérieurement quand il avait fait tourner des tables.

En mars 1903, il donne des inquiétudes aux siens. Son érotisme augmente, il est constamment préoccupé et distrait, écoutant les voix des esprits de ses amis, non content de ses excès sexuels avec des femmes il aurait été entraîné à des tentatives de pédérastie ; il vit d'ailleurs comme dans un rêve et on commence à le surveiller.

Les esprits désincarnés de L... et D... deviennent ses conseillers habituels et lui donnent des explications à son sujet. La vie désordonnée qu'il mène afflige les siens, il est pris de remords. L... et D... lui reprochent en effet ses débauches et lui disent d'expier ses fautes par des pratiques religieuses assidues. L'état d'incertitude sur sa personnalité qu'il ressent, l'angoisse, L... et D... lui expliquent « que son corps n'est qu'une méprisable guenille dont son esprit doit s'évader. Tu as une sale guenille, ce n'est pas toi-même, tu verras comme le vrai Henri B... est beau ». Il se demande comment il sortira de sa guenille et rentré chez lui l'envie le prend brutalement de se jeter par sa fenêtre, il hésite et consulte ses esprits qui lui disent impérieusement « non ! ». Il veut s'assurer que ce n'est pas lui-même qui a dit non et demande à l'esprit : « est-ce ma guenille ou l'esprit qui dit non ? », réponse : « c'est l'esprit de D... ». Henri est satisfait et s'éloigne de la fenêtre.

La nuit suivante, pendant son insomnie, il voit des phénomènes lumineux se produire sur les murs de sa chambre, une tête de chérubin en ivoire, fixée au bas d'un crucifix se détache et s'envole dans un rayon de lumière, il se met à prier. Le lendemain l'esprit de D... lui parle dans la tête en hallucinations psychomotrices comme d'habitude et lui fait des recommandations morales en l'exhortant à la foi « il faut qu'il fasse un serment à Dieu, les deux esprits qui l'entretiennent sont les messagers de Dieu, il doit leur obéir. — Mais, répond-il, j'ai cru jusqu'ici que Dieu n'existait pas. — Dieu existe, reprend D..., et tu dois faire ce que ta conscience te commande ». A partir de ce jour il obéit passivement aux deux esprits.

Il faut qu'il expie ses péchés ; un jour, une force mystérieuse le pousse hors de chez lui, il consulte l'esprit de D... qui lui dit : « Vas au temple maçonnique de la rue Froidevaux accomplir ton serment, ne t'inquiète pas, tu vas te tuer pour expier. »

Il va frapper à la porte de la maison désignée, on n'ouvre pas. Il reste perplexe, l'esprit lui dit de marcher, il repart et sort de Paris; à la barrière, il hésite; la voix lui dit « à gauche ! » Il marche et se trouve devant le mur d'un jardin maraicher, il y voit une porte, l'esprit lui dit « entre ». Il frappe, on ouvre, il demande à entrer, les jardiniers le prennent pour un employé de la ville visitant les terrains à vendre de la zône des fortifications et lui proposent un mètre pour prendre ses mesures, il refuse en remerciant. on le laisse faire silencieux le tour de l'enclos et il ressort.

Il rentre dans Paris par une autre porte et revient à la rue Froidevaux. Comme il voit des symboles partout, il s'aperçoit que le trajet accompli forme un triangle et cela doit avoir une signification mystérieuse. Rue Froidevaux, il frappe de nouveau à la porte du temple maçonnique, une femme ouvre, il insiste pour entrer, disant qu'il a un serment à accomplir et veut forcer la consigne, la concierge le menace de la police, il s'en retourne et les esprits lui disent qu'ils l'ont empêché de se tuer pour lui donner le temps de se confesser.

Ils lui reprochent toujours « de tenir à sa vieille guenille ». Dans la nuit suivante, les esprits, dit-il, ont éteint et rallumé sa veilleuse, ce qui le frappe beaucoup ; il lit longuement son livre d'heures et s'absorbe en oraisons mentales. Le lendemain il court plusieurs églises à la recherche d'un confesseur, il en trouve un qui lui conseille de faire une retraite dans une trappe. Mais à la fin de sa confession il voit le prêtre se transfigurer en pape et il voit distinctement une étincelle lumineuse frapper son front. Il se demande si c'est la mort qui va l'atteindre. Dans la nuit l'esprit de D... se manifeste et lui dit: « Laisse la ta sale guenille dans ton lit et viens, Henri B... est mort », il sent son âme quitter son corps mais il la sent égarée.

Il n'a plus la notion de rien et demande où il est. D... répond : « dans un cadavre de l'hôpital Laënnec ». Il finit par dormir. Le lendemain matin, il se réveille au petit jour et l'esprit de son père lui apparaît sous la forme d'une trainée lumineuse.

Dans la matinée, il va se promener, une voix, qui n'est plus celle des deux esprits habituels, lui ordonne d'aller au café prendre une absinthe pure pour se tuer. Il demande quelle est cette voix, l'esprit de D... répond que c'est Dieu. Henri B... obéit, l'absinthe ne le tue pas, il se donne alors un violent coup de poing dans la poitrine qui l'impressionne comme un coup de poignard, il s'allonge sur la banquette, mais la mort ne venant pas, il rentre chez lui, la voix de D... lui dit : « ne t'inquiète de rien, je m'occuperai de toi. » On lui fait comprendre la nature maladive de ce qu'il éprouve et il arrive au sanatorium le 8 avril.

Il s'y montre très inquiet de son état, il a peur de devenir fou et supplie qu'on le rassure; le matin, il cause normalement, dans l'après-midi, il rêvasse et reste très absorbé. Il se plaint de ne pas se sentir vivre comme autrefois, il ne se sent plus lui-même. Il ne sent ni sa tête, ni son corps, ni ses membres. Dans la nuit, il entend l'esprit de D... lui dire « de vider sa guenille », dans le jour, il est mieux, mais il reste anxieux, il prie, il veut lire des livres saints, il consulte ses esprits et nous raconte tout ce qui précède. Bientôt il s'améliore et à mesure que son état se rapproche de la normale, il oublie son ancien délire et les actes qu'il a accomplis sous cette influence. Il va et vient, cause et sort avec les autres malades, fait de la musique et reprend courage.

Au commencement de mai, il redevient absorbé et préoccupé de métaphysique. Il a des troubles anesthésiques bizarres, tantôt il il ne sent pas son corps, tantôt il s'étire et en même temps il sent et voit ses membres s'allonger comme du caoutchouc. Ce qui l'angoisse le plus « c'est le départ de son âme », cela ne l'étonne pas, car dit-il, d'après la théorie spirite « il se quitte lui-même pour aller animer un autre homme », mais cela le fait souffrir, parce que ce qui reste de lui n'est pas lui-même. Son esprit parti s'envole et flotte dans l'espace; il l'y sent très distinctement. Quelquefois son esprit n'est même pas très loin de lui, il le sent suspendu à quelques centimètres de sa tête. Il n'a plus de lui-même que son affection pour les siens; son moi qui l'a fui n'habite plus en lui-même, il n'y reste que son cœur.

Il parle pour un autre, il est une pure machine à parler, son cerveau n'est qu'un réflecteur, il est un mannequin animé par un esprit qui n'est pas la sien, alors que son âme est toujours suspendue dans l'espace au-dessus de lui. A l'époque des débauches qui lui causent tant de remords, il avait pour signer ses vers et ses chansons, pris le pseudonyme d'Henri L..., anagramme de son nom. Actuellement il érige cet Henri L... en personnage distinct qui est son double, son double exécré et maudit et c'est cet Henri L... qui anime son corps; il voudrait redevenir Henri B... Il le redevient de temps en temps et se sent beaucoup mieux à ces moments-là. Il revoit sa vie d'enfant comme celle d'un autre qu'il aurait beaucoup connu, cette dépersonnalisation le fait cruellement souffrir. Il ne peut pas rallier son moi d'avant le coup de soleil ni surtout son moi d'avant la dyphtérie à son moi actuel. Le plus douloureux c'est de suivre la migration de son moi dans l'espace, il trace même la trajectoire de cette migration dans un graphique où on voit un point resté au-dessus d'une ligne normale, c'est Henri B... qui est suspendu dans l'espace au-dessus de la ligne normale des individualités vivantes et qui ne peut plus repénétrer en lui-même. Il arrive quelquefois à se réincarner, mais il a de la peine à reprendre tout à fait son âme qui tend à repartir en arrière quand il est couché sur le dos;

penche la tête en avant pour ramener son moi dans la région frontale.

Il a peur de ne pas reconnaître sa famille quand il la verra. Après une nouvelle amélioration il reprend ses promenades et cause volontiers, .mais les hallucinations reviennent bientôt. Il monte dans sa chambre pour mieux écouter les esprits ; mais celui de D... lui interdit de ne nous rien révéler de ce que les désincarnés lui disent. Il revoit un matin l'esprit de son père. Il l'entend quelquefois. Il retombe dans ses prières et dans ses extases. Il a un matin la vision du Christ dans un rayon lumineux au dehors, il reçoit de lui l'ordre de se jeter par la fenêtre, on doit le retenir et le surveiller de près. Il devient de plus en plus absorbé et agité. Le 23 mai, sur l'ordre des esprits, il refuse de manger, dans l'après-midi, Dieu lui parle et lui ordonne de se tuer. Il quitte sa chambre et essaie de se jeter dans la cage de l'escalier. Ramené dans sa chambre, il essaie, par mortification et sur l'ordre des esprits, de boire de son urine et de manger de ses excréments, on l'en empêche. « C'est Jésus, nous dit-il. qui était en moi et qui m'a dit de me tuer pour me sacrifier à ma famille que j'ai déshonorée » ; à ce moment la voix de Dieu lui enjoint de se taire et il refuse de rien dire de plus. On le transfère le soir même dans une maison d'aliénés. Il y est devenu de plus en plus délirant. Nous avons su qu'il avait été excessivement violent et avait tenté d'étrangler un garde-malade.

Chez lui le délire spirite n'a été qu'un épisode établissant la transition entre son état de névrose antérieur, caractérisé par ses grandes phobies [1] et son délire vésanique actuel qui le porte constamment à des tentatives de suicide ou même à des impulsions homicides quand il obéit à ses hallucinations.

Un des dangers du spiritisme réside précisément dans cette haine de son corps assez commune aussi chez les mystiques ordinaires, haine de soi qui conduit les malades à la mutilation volontaire et au suicide, quand ils n'y sont pas amenés par les simples injonctions de leurs voix [2].

---

[1] Pendant sa longue période de névrose phobique, le malade avait précisément eu souvent la crainte de se jeter du haut des fenêtres ou des ponts. Cette image du suicide jadis redouté a pu se fixer dans son travail subconscient où elle se traduit aujourd'hui par des impulsions à ces mêmes actes.

[2] Le danger d'homicide doit aussi entrer en ligne de compte. Récemment les journaux mentionnaient une tentative d'homicide commise sur sa femme par un spirite à qui un esprit avait dit que cette dernière le trompait.

Quelle que soit leur marche, ces délires médianimiques sont toujours caractérisés par un dédoublement bien net de la personnelité que les malades traduisent par des idées et des mots très expressifs. Ces malades ne constituent évidemment pas un groupe distinct à classer à part. Dans la discussion du mois d'avril 1903 à la Société Médico-Psychologique, M. Christian les avait, si nous ne nous trompons pas, incorporés parmi les démonomanes.

Ils ne nous paraissent pourtant pas être des démonomanes. Les démonomanes, en effet, n'appartiennent pas tous à la même famille, il est parmi eux des possédés qui sont les uns des mélancoliques, les autres des persécutés chroniques ; il est aussi, parmi ces malades, des obsédés et enfin des mysques. Les spirites sont caractérisés surtout par la forme spéciale de leurs éléments délirants; ils ont au moins ce détail symptomatique en plus et l'aspect de leurs conceptions diffère plus ou moins dans sa teneur.

Ils sont en tout cas à rapprocher des démonomanes et font partie avec les démonomanes et les théomanes raisonnants de la famille des délirants mystiques.

ÉVREUX, IMPRIMERIE DE CHARLES HÉRISSEY

www.ingramcontent.com/pod-product-compliance
Ingram Content Group UK Ltd.
Pitfield, Milton Keynes, MK11 3LW, UK
UKHW020048100726
13658UKWH00004B/1618